妇女儿童保健与临床疾病护理

FUNV ERTONG BAOJIAN YU LINCHUANG JIBING HULI

路媛媛 编著

吉林科学技术出版社

图书在版编目（CIP）数据

妇女儿童保健与临床疾病护理 / 路媛媛编著. -- 长
春：吉林科学技术出版社，2022.4
ISBN 978-7-5578-9429-0

Ⅰ. ①妇… Ⅱ. ①路… Ⅲ. ①妇女保健学②儿童－保
健③妇产科病－护理④小儿疾病－护理 Ⅳ. ①R17
②R473.71③R473.72

中国版本图书馆CIP数据核字(2022)第113608号

妇 女 儿 童 保 健 与 临 床 疾 病 护 理

编　　著	路媛媛	
出 版 人	宛　霞	
责任编辑	赵　兵	
封面设计	魏焕杰	
幅面尺寸	185mm×260mm　1/16	
字　　数	300千字	
印　　张	12.75	
印　　数	1-1500册	
版　　次	2022年4月第1版	
印　　次	2023年3月第1次印刷	

出　　版	吉林科学技术出版社		
发　　行	吉林科学技术出版社		
地　　址	长春市福祉大路5788号		
邮　　编	130118		
发行部电话/传真	0431-81629529	81629530	81629531
	91629532	81629533	81629534
储运部电话	0431-86059116		
编辑部电话	0431-86037574		
印　　刷	三河市嵩川印刷有限公司		

书　　号	ISBN 978-7-5578-9429-0
定　　价	48.00元

前　言

　　本书的编写融入了连续、全程护理的理念，着重突出了护理评估和全程健康教育的重要性，每一种疾病均按照护理评估、护理问题、护理措施、护理评价、健康教育的形式编写，使之更加适应临床工作需求。全书内容包括呼吸、循环、消化、泌尿、内分泌、血液、神经、骨骼系统等常见疾病的护理，还编写了妇科、产科、儿科常见病的护理以及妇女儿童的保健，适合各级护理专业人员阅读参考。

　　在本书的编写出版过程中，还得到了各级领导和广大同仁以及出版机构的大力支持，在此一并表示感谢！

　　由于编写人员的学识水平和工作实践存在一定的局限性，错误和疏漏之处在所难免，恳请读者及同行不吝赐教，以便今后修订时完善。

编　者

2022 年 2 月

目　　录

第一章　妇女儿童保健

第一节　女童的生殖保健

(一)防止病从阴道进入

1.尽量不穿开裆裤,特别是 1.5 岁以后的女孩,已能独立行、走、坐,应避免再穿开裆裤,减少外阴、阴道污染的机会。每晚必须清洗外阴,盆及毛巾应专用,保持外阴清洁,防止病从阴道入。

2.保护娇嫩的外生殖器,避免损伤。注意女孩的活动、游戏内容和场所的安全,避免有伤及阴部的危险。

3.培养定时大便的习惯,便后需从前向后揩抹。

(二)重视心理卫生

1.从小注意素质和情操的培养,培育女孩不断形成自信、自强、自尊、自重、坚强不屈、力求进取的良好品质。

2.正确对待女孩的手淫和"夹腿综合征"。女孩的内裤要宽松,不要吊裆,以免刺激阴蒂。

3.抵制外阴环切等陋习。

(三)适时、适度性教育

1.性教育要从小做起:北欧的一些国家对青少年的性保健起步较早,并取得较好的效果,经验之一就是将性教育从小做起。我国长期受传统文化影响,谈"性"讳莫如深,更不敢给小孩授予正确的性科学知识。

"我从哪里来?""爸爸、妈妈怎样把我生出来的?"是刚开始懂事的孩子常常会提出的问题,但是做父母的常常不会正确而科学地作出回答,往往讳避谈"性"而编造一些故事来答复。应该用日常生活中接触到的事物,如植物的开花结果,蚕蛾交尾后产卵能孵出小蚕,打雄后的母鸡产下的鸡蛋能孵出小鸡等实例,正确而科学地使孩子懂得两性的结合能孕育出新的生命。让孩子从小就了解性是生命之源的科学知识,热爱生命。

2.适时地教孩子认识自己的性别和两性的差别:要从正确性别自认开始,让孩子认识自己的性别。一般来说,幼儿 1.5～3 岁基本上就认识了自己的性别。在日常生活中,通过排尿方式的不同,会知道男女性器官的不同。要逐步让孩子从认识自己的身体开始,了解两性生理上的差别,教育她们懂得爱护自己,爱护身体的各个器官,保护自己的身体,特别要保护好自己的外生殖器，不能被人触摸。要防止孩子在婴幼儿时期就受到"性抑制"，如孩子在抚摸或玩弄生殖器时，就受到责难或打骂，或当孩子提出有关性问题时，不予回答或叫骂，要善加诱导，耐心教育。

3.增强抵御性侵犯的能力：在性侵犯、性罪错方面，女孩总是受害者。她们往往在威逼利诱下，被动受欺负，事后又不敢声张；被迫卖淫的女孩，所受到的摧残更大。除了全社会都要关注和反对这些犯罪行为外，还要帮助女孩增强抵御性侵犯的能力。

女童的生殖保健，需要家长、老师、医务保健工作者的共同关心。要通过各种形式的健康教育和咨询活动，提高家长和老师的生殖保健知识水平，使他们能正确地教育和保护女孩。

女童权益得不到保障的问题已引起党和政府、社会各界的广泛重视和关注。

第二节　少女保健要点

(一)培养良好的生活习惯

通过健康教育使少女了解自身的生理、心理和行为特点，增强健康意识，培养良好的生活和卫生习惯，提高自我保健能力，是提高少女健康水平的基础，也是少女保健的重点。

1.科学地安排生活：将每天的学习、工作、休息、活动和锻炼等各方面有计划地进行安排，以学习为主，做到有条不紊。

2.注意身体锻炼和适当劳动：根据不同年龄，有计划、系统地安排锻炼内容，以促进发育，增强体质，提高抗病能力。循序渐进，收效更大。

3.良好的卫生习惯：卫生习惯与增进身体健康、预防疾病有密切关系。个人卫生包括口腔卫生，用眼卫生和写字、读书、站立等正确姿势，预防龋病、近视眼和脊柱弯曲等。此外，还要注意衣着卫生(包括合适的胸罩、勤换内衣裤、保持外阴清洁等)和化妆、美容卫生。

4.保证睡眠充足：13～15岁的少女应睡足9小时，15岁以后亦需7～9小时，一般应每日保证8～9小时，从睡醒后的自我感觉良好来判断睡眠时间是否充足。

5.谨防不良习惯：特别应防止沾染吸烟、酗酒及吸毒等不良习惯。青年人常出于好奇开始吸烟、饮酒，一经沾染成为嗜好后，就难以自拔，危害身心健康，且易发生意外。

(二)营养指导

1.保证蛋白质及热量的摄入：少女时期，对营养特别是蛋白质及热量的需要大大增加，是一生中需要量最高的年龄段。对维生素及矿物质的需要也较成年人迫切，营养的质和量不能满足需要时，就会影响正常的生长与发育。

2.足量的水分：水分对青少年身体的成长、新陈代谢以及废物的排出都十分重要，青少年体内的总液量比成年人要多7%左右，故青少年养成多饮水的习惯有益处。

3.良好的饮食习惯：青少年的营养问题直接受家庭经济和社会生活水平的影响。家长和学校都应重视安排少女的营养，还应培养她们良好的饮食习惯，三餐应定时，少吃零食；不要偏食、挑食；不要受情绪影响或暴饮、暴食，或不食；亦不应盲目节制饮食，以求减肥。

（三）心理卫生指导

少女在青春期从形态、功能到心理情绪均发生剧烈变化。家长、教师和保健工作者应积极根据青春期少女的生理、心理特点，针对其问题进行教育引导，培养她们健康的心理、健全的性格、乐观的情绪及适应环境和改善环境的意志。对所发生的心理问题及心理障碍，要尽早发现，尽早矫治，以促进她们身心健康成长。

少女心理健康的标准应包含以下5个方面：①智力发育正常；②能适应一般人际关系；③符合其年龄的生理特点；④行为协调及反应适度；⑤具有较良好的情绪。

（四）经期卫生指导

（1）开展月经生理和经期卫生知识教育，使少女都懂得青春期月经来潮的道理和意义，消除种种对月经不正确的看法与顾虑。懂得识别正常和不正常的经期、周期和出血量。

（2）月经期要保持情绪稳定，精神愉快，不因经期某些不适而惹起烦恼、激怒等情绪波动。经期常有的小腹发胀、腰酸、乳房胀痛、轻度腹泻、易疲劳、嗜睡、情绪易波动等均属正常现象，不必紧张。

（3）养成记录月经周期的好习惯。按月记录月经来潮日期，标明经量和经期长短，建立自己的月经卡。即使初潮后，月经尚不规则，也需做好记录。月经卡可以发现月经变化，及早发现异常。

（4）经期要注意保暖，避免寒冷刺激，不下水田或长时间在冷水中劳作，不能游泳及不洗冷水浴。因经期突然或过度冷刺激，会使盆腔内血管收缩，使经血减少或产生痛经。经期要注意营养，多饮水，不宜吃酸、辣、冷等刺激性食品，保持大便通畅，以减少盆腔充血。经期还要注意休息，保证充足睡眠。

（5）重视个人清洁卫生，预防感染，所用卫生巾、月经垫、内裤都必须干净，并做到勤更换。少女最好不要用塞在阴道内的月经棉条。要保持外阴部清洁，每天早、晚用温水洗涤。

（6）如月经周期不准、紊乱，经量过多或过少时，要向妇科医师咨询，切忌滥服激素类药物，造成更严重的月经紊乱。

第三节　孕前保健

随着围产医学的发展，近年来围产保健的关注已提前到围受孕期即受孕前、受孕时和受孕后的关键时期。1989年，美国公共卫生服务专家组认为，孕前保健可能是对妊娠影响最重要的产科预防环节，是产科的预防医学。美国目前已有60％的初级保健系统能提供孕前保健咨询。中国近年来不少医院已开展了孕前保健门诊，提供教育、咨询、信息和技术服务。妇幼保健机构也开始将孕前保健和预防出生缺陷的科普知识广泛宣传，唤起全社会的关注。

（一）孕前保健的重要意义

孕前保健有利于提高人口素质，有利于保护孕产妇的安全。

1.提高出生人口素质：性是生命之源，两性的结合孕育出新的生命。新生命是由男女双方的生殖细胞即精子和卵子结合而形成,精子和卵子的质量直接影响新生命的质量。精子和卵子的质量与父母的身体健康以及所处的环境密切相关。夫妇双方如患有遗传性疾病或有遗传性疾病的家族史,他们的生殖细胞就有可能携带这些遗传病的基因;夫妇双方如是处在不良的生活或工作环境中,他们的生殖细胞就有可能受环境中有毒、有害物质的影响而受到损害。准备怀孕的夫妇双方如能通过孕前保健的医学咨询、检查,就能及时发现问题。预防遗传性疾病的传衍,避免环境中有害因素对生殖细胞及其功能的损害,可为新生命的产生和发育创造良好的先天和后天条件。孕前保健可指导准备怀孕的夫妇能在最佳的身体、心理和环境状态下做到有计划受孕,为新生命的诞生创造一个良好的起点。可以降低出生缺陷儿的发生率和提高出生人口素质。

2.保护母亲安全:妊娠和分娩虽然都是生理过程,但是孕育一个新生命毕竟会增加母亲的生理和心理负担,妇女的健康状况对妊娠和分娩是否能顺利进行,关系也很大。在准备怀孕前,通过孕前保健的医学咨询、检查,对母亲的健康状况能否胜任孕育新生命的负担、母亲所患疾病是否会影响胎儿等进行评估,及早发现不利的危险因素,从而采取措施来消除或减少其不良作用,对保护母婴安全,有非常重要的意义。

总之,开展孕前保健,指导人们做到在有计划、有准备的情况下怀孕,是向生命负责、向出生人口素质负责,利国利民的大事。

(二)孕前保健内容

孕前保健至少应在计划受孕前 4～6 个月进行,内容包括以下几个方面。

1.孕前医学检查

(1)详细询问:本人基本情况(年龄、月经史、婚育史、疾病史);夫妇双方家族史和遗传病史;不良因素暴露史(职业状况及工作环境)。

(2)体检检查:按常规进行,包括男女生殖系统的专科检查。

(3)辅助检查

1)血常规、血型(ABO 及 Rh 系统),尿常规、全套生化(包括肝肾功能、血糖、脂代谢指标、电解质等),必要时还可进行人类免疫缺陷病毒(HIV)、梅毒血清筛查(RPR)。

2)女性生殖道感染病原体,如滴虫、真菌、支原体、衣原体、细菌性阴道病等检查,可疑淋病时还可做淋球菌、宫颈组织细胞学检查。男性生殖道感染的病原体检查,根据症状与体征而定。

3)胸部 X 线及妇科 B 超检查,必要时还可进行激素测定和精液检查。

2.孕前医学分类指导:根据医学检查结果对准备生育的夫妇进行分类指导。

(1)第一类:对生理、心理、社会适应均正常的夫妇,进行常规的孕前保健指导。

(2)第二类:对于在三维健康之中有危险因素,但表现正常的亚健康人群,应注意以下问题。①予以生活方式、行为习惯、健康关注、合理营养、适当活动等指导。对不良生活习惯及行为,如烟、酒、药物成瘾,过度疲劳,过度压力,心理焦虑,抑郁等进行干预、调整,必要时应用药物及心理治疗。②对肥胖、超重或生化异常,如高血脂、高尿酸血症、高胆固醇、血糖偏高者等重点进行合理平衡营养指导,饮食治疗,并配合适当运动。

(3)第三类:对于有生理、心理疾病的个体,一般都需转到相关专科做进一步的诊断和治疗。①对适宜妊娠的对象：应根据疾病情况判断适宜的妊娠时机，及妊娠后疾病对母婴的影响。治疗疾病要选用对妊娠及胎儿影响最小的药物。妊娠后应在产科及相关疾病的专科医师共同监护下进行；②对患有严重的心、肝、肾、肺等重要脏器疾病不宜妊娠者，应详细告知，耐心劝导。

（4）第四类：对于有不良生育史或不良妊娠结局史，如不孕、习惯性早产或流产、曾有先天性畸形儿史、不明原因死胎、新生儿死亡史等，需进行相应的检查或转遗传咨询门诊，尽可能分析原因，对因治疗，以预防不良妊娠结局的再现。

（三）孕前健康教育

1.生殖生理知识

（1）受孕原理：生命来自于精卵的结合。精子发生于男性睾丸，成熟后即移行而储存在附睾尾部。性交时精子从附睾排出，和精囊、前列腺等附属性腺所分泌的液体混合组成精液而射出尿道口。精子进入女性阴道后，活力强的精子能向着输卵管方向做前向运动，其上行能力除依靠自身的活动外，还受宫颈黏液性状、子宫肌肉收缩、宫腔黏液流动、内膜纤毛活动以及神经反射等影响。一般来说，一次射精后的精子，仅1‰～5‰可以进入宫腔，能到达输卵管的精子更少，质量差的精子因不能很快到达宫腔而被淘汰。精子在女性生殖道内还能完成受精前的获能准备。

女性进入发育成熟期后，每个月经周期中有一次排卵。成熟的卵细胞由卵巢排出，通过输卵管伞部的捡拾而进入管腔。卵子在输卵管壶腹部时，如果巧遇两性交媾时上游的精子，有一个精子能优先进入卵子与其结合而成为受精卵，这个结合的过程称为受精。受精卵是新生命的开始，它受输卵管壁纤毛活动和肌肉收缩，逐渐向子宫方向移动，在受精后3～5天到达宫腔。受精卵在输卵管内移行中开始分裂，发育成囊胚，进入宫腔后能分泌一种蛋白酶，可溶解、侵蚀子宫内膜而被植入。这个过程称为着床，一般在受精后7～8天完成。此后，孕卵便逐渐发育，从胚胎成长为胎儿。

（2）推算排卵期的方法：根据妇女生殖系统正常的周期性生理变化，采用日程推算、基础体温测量和（或）宫颈黏液观察等方法，自我掌握排卵规律，鉴别"易孕阶段"和"不易受孕阶段"，通过择日性交，从而达到计划受孕或计划避孕的目的。基本原理为：卵子排出后一般只能存活12～24小时，精子在女性生殖道内通常只生存1～3天（最多为5天）。因此，一般来说，从排卵前3天至排卵后1天最易受孕，即称为"易孕阶段"。选择"易孕阶段"性交才有可能使计划受孕成功。常用的3种推算排卵期的方法有：①日程推算法；②基础体温测量法；③宫颈黏液观察法。

3种方法各具特点：日程推算法可用来算出排卵前的"易孕期"；基础体温法可测算排卵后的"不易受孕期"；宫颈黏液观察法则能预测排卵的发生，并有助于确定排卵已经过去。如将3种方法结合起来应用，收效更大。

（3）受孕的信号：健康的、月经周期正常的育龄期妇女，闭经常是怀孕的最早信号。出现闭经后自己可以通过尿妊娠试验的试纸测试，最好及早到妇科门诊检查，及早明确诊断，及早开始早孕保健。因为胚胎是非常娇嫩的，易受环境中有毒、有害因素影响而致畸。出现闭经时胚胎实际已进入第 3 周了。

2.选择最佳生育时机

(1)避免"坐床喜":结婚后最好不要立即怀孕。夫妇双方为了结婚,从购置房屋、布置新家、办理婚宴到蜜月旅游等,忙忙碌碌,消耗不少精力,一般都会有点疲劳,加上婚宴时的烟、酒接待,都对健康有一定的影响,因此最好不要立即怀孕。但是,健康的夫妇结婚后如果不采取避孕措施,受孕率往往是很高的。因此最好暂时避孕,在共同生活一段时间,性生活协调,情绪稳定,精力充沛,并在思想上、物质上都做好准备后,再安排受孕和生育。

(2)最佳生育年龄:男性生育的最佳年龄是 25～36 岁。有证据表明,男性在最佳生育年龄产生的精子质量最高,生命力最强。如果男性的生育年龄过大,所生的孩子先天性畸形和遗传病的发病率也会较高。

妇女的最佳生育年龄,根据医学实践和大量资料分析,公认为 24～29 岁。24 岁以后女性身体的发育完全成熟,体内心、肺、肾、肝脏等经得起妊娠的"超重负荷",内分泌系统和神经系统亦能更好地经受妊娠的考验。此阶段生殖系统发育成熟,卵细胞的质量最高。骨盆韧带和肌肉弹性较好,为顺利分娩创造良好条件。另外,24 岁以上的女性,一般都已完成学业,参加工作,生活经验较丰富,并已有一定的经济基础,有利于对婴儿的哺育。

要避免 18 岁以前及 35 岁以后的过早和过晚生育。过早生育,母体发育不成熟,容易发生早产、难产。过早生孩子,抚育孩子的能力差,小孩容易夭折。妇女在 35 岁以后,卵子老化和异常的概率增大,特别是染色体异常,如先天性愚型儿的发生率明显增加;除了所生子女中先天性愚型患儿明显增高以外,还易发生妊娠并发症和难产(表 1-1)。

表 1-1　不同年龄妇女先天性愚型儿的出生情况及其平均值的比较

| 序号 | 母亲年龄(岁)组别 | | | | | | 国家名称 |
	20～24	25～29	30～34	35～39	40～44	≥45	
1	1	1.87	1.80	6.17	13.60	61.00	加拿大
2	1	1.00	1.63	5.14	15.05	25.58	丹麦
3	1	1.67	2.57	6.87	23.30	32.00	英国
4	1	1.17	1.23	4.00	12.79	42.86	荷兰
5	1	2.45	4.65	7.91	31.91	44.78	法国
6	1	1.20	2.00	3.11	10.62	20.44	意大利
7	1	1.44	1.66	3.94	7.21	19.93	日本
9	1	1.00	2.85	8.46	31.77	80.00	丹麦
10	1	2.79	3.29	8.18	33.46	46.43	德国(汉堡市)
平均值	1	1.62	2.40	5.98	19.97	41.45	

* 以 20～24 岁为 1,其他年龄组为 20～24 岁年龄组的倍数。

（3）受孕季节：据报道，受孕季节以 7～9 月份为最佳，经过 10 月怀胎到第 2 年的 4、5、6 月份分娩最为合适。我国幅员辽阔，气候差别较大，生育季节因地制宜，不可生搬硬套。

（4）调离不良的生活和工作环境至少 6 个月后。

（四）孕前保健要点

1. 维护母体健康：母体是孕育新生命的小环境，其健康状况和生活方式将会对新生命发生直接的影响。妇女如果患有肝炎、肾炎、结核、心脏病等主要脏器疾病，应暂时避孕，待疾病完全治愈，恢复健康后方可怀孕。在计划受孕前应征求相关专科医师的意见，因为这些疾病可能对妊娠及胎儿发育有不良影响，在治疗母体疾病时的用药也会影响胚胎及胎儿。另一方面，妊娠亦可能会加重上述疾病。妇女如患有贫血，应在孕前查找原因，并予以治疗。

2. 建立健康的生活方式

（1）重视合理营养，培养良好的饮食习惯：有偏食习惯的要进行纠正，因为偏食易致营养素缺乏而使不良妊娠的发生率增加；有肥胖倾向者要控制体重，因为肥胖者妊娠时并发糖尿病、高血压等疾病的危险性增加。近年的研究证明，孕前及孕初服用叶酸，可降低胎儿神经管畸形的发病率。因此，孕前应多食含叶酸的食物如肝、肾、蛋等动物性食品和菠菜、芹菜、莴苣、橘子等蔬菜水果或加服叶酸片。

（2）戒烟、戒酒：因为主动吸烟和被动吸烟都会影响胎儿的生长发育。乙醇（酒精）可通过胎盘进入胎儿体内，使胎儿发生乙醇综合征，引起染色体畸变，导致畸形和智力低下等。

（3）远离宠物，预防弓形虫病：猫、狗可能传染弓形虫病。孕妇弓形虫感染会引起流产或胎儿畸形和胎儿宫内发育迟缓。因此，家有宠物者，在计划受孕时，应将宠物寄养出去，避免接触。

（4）避免接触生活和职业环境中的不安全因素和有毒、有害物质：如放射线、高温、铅、汞、苯、农药等。停止不必要的药物，避免使用可能影响胎儿正常发育的药物。

（5）坚持锻炼，增强体质；保持心理健康，解除精神压力。

3. 重视口腔卫生：许多研究报道，妊娠期牙周病与早产有关。主要是由于牙周炎症的细菌和细菌毒素可以进入血液循环，导致血管内膜发炎。胎盘血管炎症可以影响胎盘血流，造成胎盘功能障碍，故而诱发早产。因此，孕前保健中应当进行口腔保健治愈口腔疾病，尤其是牙周疾病，以防早产或牙齿早脱。

4. 调整避孕方法：计划受孕决定后，要调整避孕方法。如果采用口服避孕药避孕者，应停药；如放置宫内节育器避孕者，应取出节育器。一般都要在停药和取器后 6 个月再受孕，以彻底消除药物的影响和调整子宫内环境。在此 6 个月内需采用其他避孕方法，如屏障避孕法（男用或女用避孕套）及自然避孕法。

5. 指导风疹、乙型肝炎、流感等疫苗的接种工作：风疹病毒致畸早已在 1940 年被澳大利亚风疹大流行及 1964 年美国风疹大流行造成大批畸形儿出生所证实。现在由于环境条件的改善，小儿风疹感染已大大减少。当这些幼时未患过风疹的妇女进入育龄期，由于体内风疹抗体水平低，没有抵御风疹感染的能力。为预防孕时感染引起的悲剧，在计划受孕前应采血做风疹抗体水平测定。如抗体水平低，可注射风疹疫苗，以提高机体抗体水平，增强免疫力。但是，风疹疫苗注射后一定要坚持避孕 3 个月以上。

慢性乙型肝炎患者应在医师指导下进行 HBV 疫苗注射。

(五)孕前的心理和物质准备指导

1.心理准备:想当母亲是每一位女性内心世界所渴望的正常心理需求,然而孕育小生命是一个漫长而又艰辛的过程。从准备怀孕起,准妈妈必须认识到自己从事的是一项伟大而光荣的创造生命工程,在孕前做好充分的心理准备,调节好情绪,营造和谐、愉快的心理状态。特别要注意以下 3 个方面。

(1)树立生男生女都一样的新观念,不为孩子的性别担心。

(2)愉快地接受孕期的各种变化:怀孕会使女人在体形、情绪、饮食、生活习惯、对丈夫的依赖性等诸多方面发生变化,精神上和体力上也会有很大的消耗。但是心中若充满了幸福、信心和自豪,就会以积极的态度去战胜困难,所有想当妈妈的人都应以平和自然的心境来对待这些变化。有了这样的精神状态,就会很快地适应身体的变化,不遗余力地奉献出自己的精力、创造力和责任感,为孕育胎儿准备良好的心理环境。

(3)接受未来家庭心理空间的变化:小生命的诞生会使夫妻双方的两人生活格局变为三人生活格局,孩子不仅要占据父母的生活空间,而且要占据夫妻各自在对方心中的空间。这种心理空间的变化往往为年轻的夫妇所忽视,从而感到难以适应。从女孩到妻子,从结婚到怀孕,从分娩到做母亲,所有这一切都是女人不断成熟的过程,要用自己的智慧迎接这一切的到来,准备好做母亲的心态!

2.物质准备:怀孕、养育小宝宝不仅辛苦,而且需要一定的物质基础。因此,在准备要孩子的那一刻,就要学会有计划地消费,为怀孕和宝宝的出生准备一定的积蓄。

(1)居室准备:为宝宝的到来做好居室规划安排。

(2)经济准备:合理预算家庭开支和孕育的相关费用。

(3)生育保险:了解生育保险的领取途径和给付标准。

第四节　妊娠期保健

妊娠是一个特殊的生理过程,平均经历 280 天(40 周),是人体最长的一个生理过程。在此期间,胎儿从受精卵形成开始经过分化发育成为胚胎,然后生长发育成为能离开母体独立生活的新生命,其速度和变化都是惊人的。母亲从怀孕开始就要为新生命的发育成长提供良好的生存环境,提供足够的营养,全身各系统也起着相应的变化来适应妊娠负担不断增加的需要。医学上习惯以末次月经来推算预产期(即从末次月经第一天算起,月份减 3 或加 9,日数加 7)和计算妊娠的周龄,实际上受孕是在下次月经前 2 周。因此,实际的孕龄要比末次月经计算的少 2 周。

妊娠期通常被分为 3 个时期,孕早期妊娠是指从妊娠开始至妊娠 12 周末;孕中期妊娠是指第 13～27 周末;孕晚期妊娠是指第 28 周至分娩。

妊娠期保健主要通过定期产前检查、健康监测、健康教育和咨询服务等措施保证妊娠过程的正常进展；维护孕产妇身心健康和胎儿正常的生长发育；如有异常能通过及早发现疾病的表现特征或及时进行相关筛查，尽早发现或筛查出妊娠期可能发生的并发症、合并症，及时处理及预防不良后果的发生。此外，还应帮助孕妇做好分娩和应急处理的各种准备。

(一)妊娠早期保健

1.母体的主要变化

(1)孕妇出现持续闭经、早孕反应和尿频。

(2)体重开始时增加不明显。

(3)阴道壁和宫颈因充血而呈紫蓝色；停经6～8周时出现黑格征(Hegar sign)，宫颈峡部极软，有宫体与宫颈分离的感觉。子宫随着停经月份的增加逐渐增大呈球形。

(4)乳房变化：乳腺管与腺体皆增生，脂肪沉积，妊娠8周后乳房开始增大，乳晕着色，并出现结节状小突起(蒙格结节)。

2.胎儿的生长发育

(1)受精卵形成后，细胞就不停地分裂、分化，妊娠8周前称为胚胎，9周起称为胎儿。6～8周是胚胎各器官的萌芽、分化和发育阶段。

(2)8周末头臀长2.58cm，头部发育明显，占身体的一半，可分辨眼、耳、口、鼻，四肢已具雏形，心脏发育关键期基本结束，初具人形，超声检查可探及胎心搏动。

(3)12周末头臀长11～12cm，体重45～46g，外生殖器发生，四肢可活动，肠道开始蠕动，指、趾可分辨，指甲形成，心脏发育完全，多普勒超声检查可闻及胎心。

3.妊娠早期保健要点

(1)及早确诊妊娠并保护胚胎：胚胎在受孕后第3～8周时逐渐分化形态与功能不同的各类器官。这一时期特别容易受化学物质作用而诱发畸形。闭经是妊娠的最早信号，但月经延迟1周不来时，胚胎已是3周，已开始进入器官分化阶段。所以早确诊、早落实保护措施很重要。

(2)早孕建册和第一次产前检查：一般由孕妇居住地的一级医疗服务机构(即社区卫生服务中心)提供，并在建册后负责进行健康管理。

第一次产前检查时，通过全面询问病史、全身体格检查和必要的实验室检查，了解母亲全面的健康状况，参照或填写初筛分类表进行分类后，予以进一步随访处理(表1-2)。

发现有问题的如：①夫妇双方有遗传病史或家族史，需要作进一步的遗传咨询和必要的产前诊断者；②发现各主要脏器，如心、肝、肾等疾病或病史，需进一步明确诊断者；③有异常表现特征者；初检结果有异常者。都需转诊相关医疗机构。

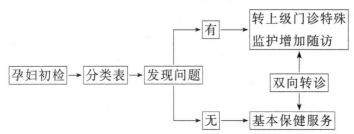

表 1-2　产前检查初筛分类表

项　目	内　容
基本情况	年龄≥35 岁或<18 岁
	身高≤1.45m,或躯体残疾
	体重指数(BMI)>24
异常妊娠分娩及妇产科疾病、手术史	不良孕产史(流产≥3 次、早产史、围产儿死亡史、出生缺陷、先天残疾儿史)
	不孕史
	生殖道畸形
	子宫肌瘤或卵巢囊肿直径≥5cm
	阴道手术、瘢痕子宫、附件手术史
家族史	高血压、糖尿病(直系亲属)
	遗传性疾病(如血友病、珠蛋白生成障碍性贫血等)
需要关注的表现特征	提示妊娠异常:剧吐、急腹痛、阴道流血
	提示心血管系统及呼吸系统疾病:
	心悸、胸闷、气促、夜间不能平卧
	咯血、胸廓畸形哮喘、支气管扩张
	心脏病史、心衰史、心脏手术史
	心肺听诊异常;高血压(BP≥140/90mmHg)
	长期低热、消瘦、盗汗
	提示消化系统疾病:
	严重食欲缺乏、乏力、剧吐、上腹疼痛
	肝大、脾大
	皮肤黄染、便血
	提示泌尿系统疾病:
	眼睑水肿、少尿、蛋白尿、血尿、管型尿
	慢性肾炎,肾病史等
	提示血液系统疾病:
	牙龈出血、鼻出血
	出血不凝、全身多处瘀点、瘀斑
	血小板减少、再生障碍性贫血等血液病史
	提示内分泌及免疫系统疾病:
	多饮、多尿、多食

项　目	内　容
	烦渴、心悸、烦躁、多汗
	明显关节酸痛、脸部蝶形或盘形红斑、不明原因高热
	提示性传播疾病：
	外生殖器溃疡、赘生物或水疱
	阴道或尿道流脓
	性病史
	提示精神神经系统疾病：
	言语交流困难、智力障碍、精神抑郁、精神躁狂
	癫痫病史、不明原因晕厥史
辅助检查	血红蛋白<80g/L
	梅毒筛查或 HIV 筛查阳性
	清洁中段尿常规异常［蛋白、酮体、管型阳性,白细胞（＋）持续两次以上］
	尿糖阳性,监测血糖异常
既往病史及手术史	各重要脏器疾病史；其他特殊、重大外科手术史

（3）开展早孕保健指导,以提高孕妇的自我保健能力和识别异常症状的能力。

首先,要注意维护孕妇所处的大环境的安全、无害。既要避免接触有害的化学物质,又要避免有害的物理因素,如噪声、高温、射线等。

其次,要维护孕妇本身作为胚胎发育的小环境的良好状态,预防感染。母亲患感染性疾病可影响妊娠结局。如患病毒性肝炎、梅毒的孕妇,流产、早产、死胎及新生儿死亡率均可增加。巨细胞病毒、风疹、单纯疱疹病毒感染及弓形虫病可引起胎儿发育异常,包括各种先天性畸形及智力发育障碍。有些感染性疾病可通过胎盘或在分娩中接触母血,传给婴儿,成为病毒携带者。因感染而引起的高热,对胎儿亦不利。据报道,孕妇发热体温在 38℃ 以上持续数天或 1～2 周,易导致胎儿出现神经管畸形。因此,必须指导孕妇,怀孕后少去人群密集的公共场所,重视预防感染。

孕期用药对胚胎、胎儿可能产生流产、致畸、生长发育迟缓等损害,特别在孕早期损害更大。因此,必须有明确指征和对疾病治疗需要时才用药,不应滥用药物。孕早期能避免或暂时停用的药,应考虑不用或暂时停用,保健品和补药亦不例外。根据动物实验、临床报告及流行病学研究,对胚胎及胎儿发育有影响的药物大致分为三类：①肯定的致畸药物,如抗癌药和性激素；②可能致畸的药物,如某些抗癫痫药、抗甲状腺药和降糖药、镇静药；③潜在对胎儿有害的药物,如某些抗生素、普萘洛尔（心得安）、皮质激素等。

（4）警惕异位妊娠,正确处理自然流产：对早孕闭经后又出现阴道流血的症状,要引起重视。近年来,异位妊娠（宫外孕）的发病率有逐渐上升趋势,因贻误治疗而丧生的事例亦有发生。因此,不但要在育龄妇女中普及有关异位妊娠的知识,对早孕闭经后出现阴道流血或伴有腹痛就诊的患者,应提高警惕,避免贻误;同时还应引起内、外科医师的重视。

早孕闭经后又出现阴道流血常可能是流产的先兆。引起流产的原因有母体和胚胎两个方面的因素。近来的研究发现,妊娠8周内的流产中,胚胎发育异常者占80%,自然流产常是因胚胎发育不良而引起的自然排斥机制。因此,已不主张沿用过去对先兆流产长期用药进行保胎的治疗常规。对有反复流产史者,应进一步做染色体核型检查。据报道,早期流产中染色体异常者占20%～70%。

葡萄胎虽不多见,但若妊娠早期有出血,且伴有较严重的妊娠反应者,应及早做进一步检查。

(5)心理保健:早期妊娠妇女,因对妊娠无充分思想准备,或因妊娠反应严重,也有因接触了一些"不良"因素而产生心理压力,应针对性地予以指导和疏导,使其能保持积极乐观的情绪。

(二)妊娠中期保健

1.母体主要的生理变化

(1)母亲的体型出现明显的变化:随着妊娠的进展,子宫逐步增大,妊娠12周后在下腹部耻骨联合上方可触及宫底。以后腹部逐渐隆起,腰部变粗,体重逐渐增加,孕20周左右,孕妇可感觉到胎动。

(2)妊娠反应:随着早期的妊娠反应已经过去,胎儿虽然迅速长大,还不致使母亲感到负担太重。相反妊娠期的生理变化,使孕妇容光焕发,自我感觉亦特别良好,食欲增进。

(3)皮肤色素沉着:孕妇除乳头、乳晕、外阴等处有明显色素沉着外,面颊部会出现蝶状褐色斑(妊娠斑),有些孕妇在下腹正中会出现一条黑线。

(4)乳房变化:乳房明显增大,乳腺管和腺体继续增生、脂肪沉积。

(5)母体其他系统的变化:继续发生代偿性改变,比较明显的有以下几个方面。

1)消化系统:在孕激素的作用下,胃肠道平滑肌运动减弱,蠕动减慢,加之子宫逐渐增加,使原正常解剖位置的胃肠系统发生了一定的位置改变,这些情况可导致胃排空延迟,饭后胃部有胀满感和烧灼感,部分孕妇有便秘等不适感觉。

2)血容量:在此期间仍在逐渐增加,甲状腺功能更加活跃;孕妇活动后容易出汗,锻炼的时候可出现气促等症状。

3)牙齿:受孕期激素的影响,牙龈增厚及稍显松软。

2.胎儿的生长发育:妊娠中期,胎儿各器官系统基本发育完成,胎儿进入进一步生长发育的阶段,各器官系统功能逐渐成熟。

(1)16周末:身长16cm,体重为100g,器官基本发育,头部占身体的1/3,耳朵移至最终位置,性别可识别,长出头发,出现呼吸样运动。部分孕妇可感觉到胎动。

(2)20周末:身长25cm,体重为300g,全身出现毳毛和胎脂,开始出现吞咽和排尿功能。

(3)24周末:身长30cm,体重为700g,各脏器均已发育,皮下脂肪开始沉积,但量不多。出现眉毛和眼毛,指甲达末端;男性胎儿睾丸开始降入阴囊。

(4)28周末:身长35cm,体重为1000g,为有生机儿,皮下脂肪沉积不多,全身布满胎毛,指甲达指端。已有呼吸运动,生后能啼哭。

在妊娠中期,由于胎儿器官系统发育基本完善,胎儿也生长到一定时期。所以,在此期间能够通过一些相关的检验和辅助诊断方法(如超声等),大致了解胎儿发育是否正常。

3.妊娠中期保健要点

(1)定期产前检查:每月一次,常规内容包括:测量体重、血压、尿蛋白。

1)体重:从孕 20 周开始,每周增加约 0.5kg。

2)血压:孕妇正常时血压不应超过 18.7/12kPa(140/90mmHg),或与基础血压相比不超过 4/2kPa(30/15mmHg),超过者属病理性血压升高,应予以重视。

3)尿蛋白:每次复诊检验尿常规,必要时做 24 小时尿蛋白定量检查。

(2)关注孕妇的健康状况:询问主诉、观察、体检和必要时实验室检查,通过了解前次产前检查后有无特殊情况出现,关注是否有妊娠合并症及并发症的表现特征。社区卫生服务机构可按表 1-3、1-4 发现有无异常情况;二、三级医院可按表 1-5 来进行风险预警评估。

表 1-3 孕中、晚期常见并发症和合并症的表现特征及其提示的疾病

表现特征	提示疾病
孕妇体重和宫高增长过快	糖尿病
孕 20 周前出现高血压、水肿、蛋白尿	慢性肾炎
阴道排液	胎膜早破
腹痛,不规则宫缩	先兆早产
阴道出血	前置胎盘、胎盘早剥
日常体力活动即出现疲劳、心慌、气急	心脏病
上腹痛,肝功能异常,凝血功能障碍	肝炎、脂肪肝
心悸、多食、消瘦、畏热多汗	甲亢
孕 20 周后出现高血压、水肿、蛋白尿	妊娠期高血压疾病
皮肤瘙痒、轻度黄疸	肝内胆汁淤积症

表 1-4 孕中、晚期危急征象及其提示的疾病

危急征象	提示疾病
胎动不正常或消失	胎儿窘迫
阴道大出血或伴急性失血性休克	前置胎盘、胎盘早剥
胸闷、气急、不能平卧、半夜到窗口透气	心力衰竭、呼吸衰竭
明显的消化道症状、黄疸急剧加深	急性肝衰竭
高血压伴头昏眼花	子痫前期
头痛、眼花、胸闷、视物不清,不明原因的恶心,右上腹疼痛,夜间咳嗽不能平卧	重度子痫前期

表 1-5　妊娠风险预警评估分类表

评估分类	疾　病
红色预警	1.心脏病变严重、心功能Ⅲ～Ⅳ级、肺动脉高压、右向左分流型先天性心脏病、严重心律失常、风湿热活动期等 2.肝硬化失代偿 3.慢性肾脏疾病伴严重高血压、蛋白尿、肾功能不全 4.糖尿病并发严重肾病、心脏病、增生性视网膜病变或玻璃体出血等 5.重度再障病情未缓解，伊凡(Evans)综合征(自身免疫性贫血合并血小板减少) 6.精神病急性期 7.危及生命的恶性肿瘤 8.其他严重内科疾病
橙色预警	A级： 1.心脏病变较严重，心功能Ⅰ～Ⅱ级，心肌炎后遗症，较严重的心律失常 2.胸廓畸形伴轻度肺功能不全，哮喘伴肺功能不全 3.肾炎伴肾功能损害 4.需用胰岛素治疗的糖尿病，病情未稳定的甲状腺疾病 5.血小板计数减少($<50×10^9$/L)，重度贫血 6.癫痫 7.自身免疫性疾病 8.智力障碍 9.其他疾病
黄色预警	B级： 妊娠期并发症：三胎妊娠、Rh血型不合可能、前置胎盘、子痫前期、羊水过多等 1.哮喘 2.慢性肝炎，肝炎病毒携带者 3.病情稳定的甲状腺疾病 4.血小板计数减少($<100×10^9$/L)，中度贫血 5.精神病缓解期 6.基本情况：年龄≥35岁，BMI＞24，产道畸形或骨盆狭小，不良孕产史，瘢痕子宫，子宫肌瘤或卵巢囊肿直径≥5cm 7.妊娠并发症：双胎妊娠，先兆流产/早产，胎儿宫内生长受限，ABO血型不合可能，妊娠期高血压疾病，妊娠期糖尿病，妊娠期肝内胆汁淤积症，胎膜早破，羊水过少，≥36周胎位不正等 8.其他
紫色预警	所有妊娠合并传染性疾病——HIV、梅毒等性传播疾病、开放性或粟粒型肺结核、急性肝炎等

　　(3)检测胎儿的生长发育：既要防止胎儿生长发育迟缓，又要防止发育过度。常用的监测方法有孕妇增重及妊娠图，必要时还可通过超声检查，测量胎儿的生长参数，如双顶径、股骨长度、腹围等预测胎儿的体重。

（4）进行必要的筛查

1）孕20周左右（18～24周）进行B超筛查大畸形。

2）孕24～28周做葡萄糖筛选试验，即晨间空腹口服葡萄糖粉50g，1小时后测血糖，测量值≥7.84mmol/L（140mg/dL）为阳性，继续做葡萄糖耐量试验。

3）有医学指征需进行产前诊断者，孕中期是进行羊膜腔穿刺的最佳时机。羊水细胞中蕴藏着胎儿的遗传信息。取羊水细胞经过培养后进行染色体核型分析，可以诊断胎儿是否患染色体病。

此外，检测羊水或母血中的甲胎蛋白值对诊断神经管畸形有特殊价值。

（5）保健指导

1）营养指导：妇女怀孕后，在进入孕中期后由于胎儿生长发育较快，平均每天约增重10g，所以对各种营养素的需求也迅速增加。另外，孕妇的基础代谢率增高，比正常人增高10％～20％，所以能量的需要也大大增加。要注意合理营养，以保证孕妇的健康和胎儿的正常发育。

2）胎教：是一个既古老又年轻的课题。几千年前祖国医学中即有胎教的记载。在《黄帝内经》《千金要方》《烈女传》中多次提出养胎、护胎的知识，以后断断续续直至清朝末期。这些记载中主要的精神认为胎儿在母体中能接受孕妇言行的感化，所以孕妇必须谨守礼仪，给胎儿良好的熏陶。随着西方医学的传入，胎教一度被认为是唯心的而被遗弃。到了20世纪70年代，医学科学的发展，使人们能通过各种仪器，对胎儿在宫内的活动和反应进行动态观察。国内外大量科学研究已证明胎儿在子宫腔内是有感觉、有意识、能活动的一个"小人"，能对外界的触、声、光等刺激发生反应。孕妇在思维和联想时所产生的神经递质，也能传入胎儿脑部，给胎儿脑神经细胞发育创造一个相似的递质环境。这些研究结果为胎教奠定了理论基础，促进了胎教的发展，并受到国内外普遍重视。其中心内容是注意在孕期调节和控制母体的内外环境、维护身心健康、避免不良刺激。具体做法是从妊娠4个月起通过音乐、语言、抚摸等，主动地给胎儿有益的各种信息刺激，以促进胎儿的身心健康和智力发育。

3）体操和运动：孕中期开始，每天两次做孕妇体操，能使孕妇感到周身轻松，精力充沛。坚持做操能松弛腰部及骨盆关节、锻炼肌肉；亦可缓解由于孕妇体重增加和重心改变而引起的肌肉疲劳和功能降低；亦能使身体以既强健又柔韧的状态进入分娩期，以促进顺利的自然分娩。

孕期应该保持适量的运动，户外散步是最容易做的，如平时骑自行车或喜爱游泳，孕中期仍可照常进行。喜欢外出旅游者，亦可安排在孕中期。

进入孕中期后，孕妇就不宜仰卧，而以左侧卧位为好，避免增大的子宫压迫位于脊柱前的下腔静脉和腹主动脉，有利于改善子宫胎盘的血流。

（三）妊娠晚期保健

1.母体的主要生理变化

（1）子宫随着胎儿的生长，加之逐渐增多的羊水，子宫的重量和体积进一步增大，肌壁变薄；足月时子宫重量可达1000g，容积可达5000mL，肌壁不足1.5cm。子宫峡部由非孕期1cm伸展至7～10cm，成为产道的一部分，称为子宫下段。在临产前的1～2周可以出现不规律无痛性宫缩，特别是在夜间。

（2）体重增加：体重增加明显，平均每周增加 500g。由于受孕期激素和身体重心改变的影响，妊娠晚期孕妇可以出现腰背疼痛、下腹部及大腿感觉沉重，如果增大的子宫压迫一侧坐骨神经，还可以出现受累侧下肢疼痛。

（3）先露下降：36 周后胎头逐渐入盆，胃部不适及气急可减轻，但会使孕妇常有尿频的感觉，妊娠子宫压迫盆腔静脉，使下肢血液回流受阻，股静脉压升高，易出现足踝部及小腿水肿，少数可见下肢或会阴部静脉曲张。

（4）血容量增加：血容量在 32～34 周时达高峰，增加 $40\%\sim45\%$，平均增加 1500mL，维持此水平直至妊娠结束。血浆增加多于红细胞的增加，血浆平均增加 1000mL，红细胞平均增加约 500mL，出现血液稀释。红细胞计数约为 $3.6\times10^{12}/L$，血红蛋白测值为 110g/L。白细胞计数在妊娠 30 周达高峰，约为 $10\times10^9/L$，主要是中性粒细胞增加，淋巴细胞增加不多。血液处于高凝状态，凝血因子 Ⅱ、Ⅴ、Ⅶ、Ⅸ、Ⅹ 均增加。

（5）乳房：乳房丰满，挤压时有少量淡黄色稀薄液体自乳头溢出。

2.胎儿生长发育

（1）孕 32 周末：胎儿身长 40cm，体重约 1700g。此时胎儿生长迅速，皮肤深红，面部毳毛已开始脱落，胎体开始丰满，指甲部分超过指端头，身体比例与足月儿相仿。同时呼吸和吞咽运动已建立，能区分光亮和黑暗，也有睡眠和清醒的区别。

（2）孕 36 周末：胎儿身长 45cm，体重约 2500g。随着皮下脂肪的沉积，外形逐渐丰满，毳毛明显减少，除了肺脏以外，其他脏器功能已发育成熟，胎儿体重迅速增加，皮下脂肪较多，面部皱折消失，90%乳晕隆起，出生后能啼哭和吸吮。

（3）孕 40 周末：胎儿身长 50cm，体重约 3000g，器官发育已较成熟。皮肤呈粉红色，皮下脂肪多，外观体型丰满。除肩背部外毳毛已脱落，足底皮肤纹理清晰，男性胎儿睾丸下降，女性胎儿大、小阴唇发育良好。出生后哭声响亮，吸吮能力强。

3.孕晚期保健要点

（1）定期产前检查：28～36 周每 2 周一次，36 周以后每周一次。

1）产前检查：进入孕晚期，孕妇全身负担加重，是容易出现产科并发症的阶段，也是各系统原有的疾病容易加重的阶段，通过定期产前检查可及早发现、及早进行处理。每次按常规进行产前检查时都要重视血压和体重的变化，估计胎儿的大小、胎方位和胎头入盆等情况；有糖尿病高危因素者，32 周要复查糖筛查试验。此外，必须做到详细询问、仔细观察、认真检查，必要时辅以必要的辅助检查，进行动态风险预警评估，做到及时发现问题和处理问题。

2）产前小结和计划分娩：36 周时做产前小结。对有妊娠合并症的孕妇考虑适时计划分娩：妊娠合并心、肝、肾等主要脏器疾病，到了孕末期由于妊娠负担的增加，病情亦会加重，选择适当的时机，进行适时计划分娩，适时终止妊娠可减少母婴的围产病率及死亡率。以重度妊娠高血压疾病为例，妊娠高血压疾病的胎儿受疾病的影响，在宫内生长发育不良，而妊娠的持续常会使母体病情日益加重。如在对母体病情得到一定控制，胎儿已成熟的情况下，适时地终止妊娠，则胎儿可早日脱离不良环境，出生后的精心护理将能使其良好发育；取出胎儿去除病因亦可促使母体早日康复。近年来，对妊娠合并心脏病、肾炎等按此原则处理，妊娠结局亦有所改善。

（2）保健指导：进入孕末期，除需指导孕妇继续重视孕期营养、坚持胎教和孕妇体操外，还要增加以下内容。

1）孕妇自我监护：围产医学对胎儿生理病理的深入研究，认为用胎动监测胎儿的安危有一定的临床意义，当胎儿出现危象时，胎动减少比胎心消失早24小时左右，及时发现积极采取措施，常能挽救胎儿生命。孕30周起指导孕妇采用胎动计数来监测胎儿宫内情况是20世纪80年代以来广泛应用的孕妇自我监护方法。要求孕妇每日早、中、晚固定一个方便的时间数3次胎动，每次1小时，或每晚数胎动1小时，计算12小时的胎动数，30次或30次以上为正常，<20次提示胎儿有异常，<10次则提示胎儿宫内明显缺氧。胎动减少或明显增剧，都应立即去医院就诊。

2）孕期常见并发症的防治：将妊娠期高血压疾病、妊娠晚期出血（前置胎盘及胎盘早剥）、胎位不正、早产或过期产等常见并发症的早期症状及对母婴的危害性告诉孕妇本人及其家属，以便及早识别，加以重视和及早就诊。

3）告知孕晚期的危急征象：使孕妇本人及其家属都知道孕晚期的危急征象后能提高警惕，及时就诊，以免贻误抢救。如：①胎动不正常或消失提示胎儿窘迫；②阴道大出血或伴急性失血性休克，提示前置胎盘或胎盘早剥；③胸闷、气急、不能平卧、半夜到窗口透气，提示心力衰竭，或呼吸衰竭；④明显的消化道症状、黄疸急剧加深，提示急性肝衰竭；⑤高血压伴头昏眼花，提示子痫前期；⑥头痛、眼花、胸闷、视物不清，无原因的恶心，右上腹疼痛，夜间咳嗽不能平卧，提示子痫前期。

4）母乳喂养教育：重点介绍母乳喂养的好处，使孕妇树立母乳喂养的信心，做好母乳喂养的准备，坚持做到纯母乳喂养4～6个月。

①母乳非常方便、经济，不需要加工制作；母乳温度合适、卫生无菌。

②母乳含有非常合适数量的脂肪、蛋白质、水和糖，其比例适合婴儿的生长和发育。母乳在婴儿的胃里形成更软的凝乳，蛋白质都是婴儿能够利用的，能更快地被人体系统所同化，比配方奶容易消化和吸收。

③母乳喂养既有利于婴儿心理和情绪的发展，又有助于母亲子宫和体态的恢复。研究表明，母乳喂养儿在认知发育中占据明显优势。

④母乳以乳清蛋白为主，不但吸收良好，而且由独特的氨基酸组成，近年来发现谷氨酸/谷氨酰胺是母乳中含量最丰富的氨基酸，构成了新生儿肠道中的主要能量物质，参与三羧酸循环供能。此外，谷氨酸还能提高锌的吸收，并被认为是与大脑兴奋性有关的一种重要的神经传递物质，在保持机体的氮平衡中也发挥作用。

⑤母乳中牛磺酸的含量比牛乳高25～30倍，对新生儿的生长起重要的调节作用，尤其与脑发育有关，它使人脑神经细胞总数增加，促进神经细胞核酸的合成，并能够加速神经细胞间网络的形成及延长神经细胞存活的时间，对于婴儿来说母乳是其所需牛磺酸的唯一来源。母乳中的精氨酸能促进尿素循环，对早产儿高氨基酸负荷饮食有保护作用。

⑥母乳中的长链不饱和脂肪酸，特别是二十二碳六烯酸（DHA）含量也很高，对早产儿视网膜、视觉中枢及中枢神经系统的功能和智力发育有重要作用。

⑦母乳中一些生物活性成分不但为婴儿提供保护因子，同时也对不成熟的新生儿免疫功

能起调节作用。

⑧母乳中的碳水化合物主要是乳糖,可提供 50% 左右的热量,还可促进双歧杆菌生长,抑制肠道内致病菌,预防消化道疾病的发生。

⑨母乳中含有大量婴儿必需的营养成分,使婴儿消化系统和免疫系统健康发育,有利于抵御变态反应源的干扰,不易患变态反应性疾病,故母乳喂养儿过敏性疾病发生率低。

⑩母乳中钙磷比例适中,钙很容易吸收利用。母乳中的铁 50% 可被吸收,可预防婴儿缺铁性贫血。母乳中的其他无机盐如钠、钾含量适中。

⑪医学研究还发现,母乳喂养可减少母亲卵巢癌及乳腺癌的发病率,以及婴儿成年后肥胖、高血压、高血脂、糖尿病、冠心病等疾病的发生概率。

5)分娩准备教育:应列为孕期健康教育的重要内容,使孕妇在分娩前能在生理上、心理上、物质上做好准备,树立正确对待分娩的态度,克服恐惧、紧张等心理,在掌握产程进展和分娩知识的基础上,懂得各产程的保健要点,能正确对待和处理分娩时遇到的疼痛,充分调动产妇的主观能动性,促使分娩的顺利进行。分娩准备教育的具体内容包括以下几个方面。

①分娩知识(分娩三要素及各产程保健要点)。

②分娩前的准备:a. 生理准备:包括合理营养和孕妇体操,达到增强体质和控制胎儿体重;b. 心理准备:即消除顾虑,树立自然分娩的信心;c. 物质准备:包括临产入院时需带的物品、婴儿生活用品及出院时母婴的衣物准备。

③临产先兆及入院时间:包括提倡晚一点入院的好处,以及需要紧急入院的指征。

④镇痛措施:包括非药物性及药物性镇痛措施、方法及利弊。

⑤介绍陪伴分娩的重要意义。

⑥介绍产程中常用的医疗干预措施的作用和利弊,包括剖宫产问题。

第五节　更年期保健

随着社会的老龄化,更年期妇女的人数亦相应增长,更年期保健的服务对象面广且大。妇幼保健机构及各级医院除开设更年期保健门诊以适应更年期妇女的保健需求外,还应重视深入社区,普及更年期保健的相关知识,一方面提高更年期妇女的自我保健能力;另一方面引起社会对这一人群的关心,组织有益的活动,更有利于促进健康。

(一)更年期保健的目标

(1)促进更年期妇女身体健康:血压维持在 140/90mmHg 以下,体重指数保持在 18.5～24.9,腰臀比<0.85。

(2)能平稳而顺利地度过这一"多事"的过渡时期,不被更年期常见的健康问题或常见病所困扰。

(3)有较好的社会适应能力和人际关系,保持愉快的心情。

(4)为老年健康打下良好的基础。

(二)更年期保健工作内容

1.发现健康问题:由于更年期妇女健康问题的隐私性,使她们因受健康问题困扰而去就诊时,常不能清晰地叙述自己的感受和要求。妇产科医师和妇女保健工作者要善于通过耐心细致的交谈和询问来发现问题。如有的妇女因遇到性生活方面的问题去门诊求医,但往往难以启齿。因此,医务人员在接触更年期的患者,对主诉含糊,或无边无际地把许多问题都混杂在一起时,要以同情理解的态度,耐心倾听,适当地加以引导到问题的中心,才会明白她们的难言之苦,对于治疗和问题的解决很有帮助。

2.筛查危险因素:更年期妇女所表现出的一系列症状和体征,会影响更年期妇女的健康,其中与卵巢功能衰退有关的症状和体征将受到对卵巢功能不利因素的影响。因此,认识和识别这些危险因素对更年期妇女保健工作具有重要的现实意义。

(1)躯体危险因素:①卵巢发生肿瘤行切除手术或经放射治疗,卵巢组织可遭到破坏而影响其功能;②盆腔手术包括子宫切除术可损伤营养卵巢的血管而影响其功能;③盆腔感染特别是卵巢感染可破坏卵巢组织,影响性激素合成和分泌;④某些自身免疫性疾病,如类风湿关节炎、甲状腺炎、系统性红斑狼疮、肾小球肾炎等可导致自身免疫功能亢进发生抗原抗体反应,从而破坏卵巢组织和功能;⑤严重营养不良、慢性消耗性疾病、长期服用影响内分泌功能的药物等也可使卵巢功能减退;⑥患有高血压、心脏病、骨关节病、睡眠障碍的妇女进入更年期后,更年期综合征的症状常常较重。

(2)心理危险因素:①具有敏感、自卑、多疑、急躁、情绪不稳定的个性特征者;②近期生活中发生了情感危机或婚变、丧偶或亲人病故、失业或下岗、经济危机等负面生活事件;③曾经对子女付出了较大的心血或者全部生活以子女为中心,而近期子女因工作、学业或结婚离开了家庭,生活方式发生了较大的变化,即成为"空巢家庭",一时难以应对;④性生活不和谐者;⑤对工作、领导同事、经济收入、丈夫、子女、居住环境等不满意者。

3.正确、科学地使用激素替补疗法:激素替补疗法(HRT)已被公认为是预防和治疗与绝经有关症状和疾病的有效措施。HRT的正确使用,不仅有利于缓解更年期各种症状,还能预防低雌激素相关疾病,可提高更年期、老年期妇女的生活质量,亦是更年期保健的一个重要措施。

4.更年期保健指导

(1)建立健康的生活方式:生活中会有各种有害的精神或物质因素危害人们的身心健康,而建立健康的生活方式,排除这些有害的因素就能维护健康。妇女到了更年期,更易受各种不良因素的影响,因此建立健康的生活方式更加重要,特别要注意以下7个方面。

1)合理调整营养和培养良好的饮食习惯:妇女到了更年期,新陈代谢需求降低,雌激素水平下降对体内脂代谢、糖代谢等产生一定影响,饮食安排要注意低热能、低脂肪、低盐、低糖;并注意增加钙的摄入量和补充抗氧化剂。每人每天烹调用油量不宜超过30g,盐的摄入量以3～5g为宜。饮食习惯上要改变早餐马虎、晚餐丰盛的习惯,一日三餐要定时,不吃零食。妇女要防止专心照顾丈夫和孩子,自己"吃在最后"、"吃剩汤残羹",疏忽自己的做法。

2)适当运动:妇女到了更年期,好静不好动,是导致肥胖、心脑血管病、糖尿病和骨质疏松症的危险因素。所以要坚持经常体育锻炼,每天至少运动 30 分钟。

3)充分睡眠:每晚睡眠 7～8 小时,睡眠除了有消除疲劳,使人体产生新的活力外,还与提高免疫力、增强抵御疾病的能力有关。晚上 10:00 至凌晨 2:00 是人体细胞坏死与新生最活跃的时期,此时不睡,细胞的新陈代谢会受到影响,人体就会加速衰老。因此,更年期妇女更应避免经常睡得过晚,为了赶任务而开夜车。

4)维持心理平衡:不要把弦绷得太紧,注意心理平衡,维护心理健康,能使人精力充沛,提高生活质量。更年期妇女容易焦虑、紧张,要注意劳逸结合,做到有张有弛;要学会正确对待各种矛盾冲突;要以乐观的态度对待身体上出现的暂时性的不适;自感烦躁、抑郁时要进行自我调节、自我疏导,必要时进行心理咨询,及早排除障碍。

保持心理平衡有效的方法有以下几种:①要顺应变化的形势,适应环境,适应生活;②要维持心理的适度紧张,对自己愿意做而又力所能及的事,争取多做,在生活中寻找乐趣;③要做情绪的主人,学会摆脱消极情绪的纠缠,善于"转念冰解";④要学会积极暗示,遇事多往好处想,不自寻烦恼;⑤要心胸宽阔,不要钻牛角尖,不可过分自重,尽量糊涂点,可减少很多不必要的忧虑;⑥要保持与社会多接触,多参加同事亲朋聚会,不要把自己禁锢在家中;⑦要使生活充满情趣,有节律、有兴趣;⑧要克服以自我为中心,有话就讲出来,对别人多理解;⑨要创造和睦家庭气氛,无论是儿女之间,还是儿媳、女婿之间都要公平,以礼相待,夫妻相亲相爱;⑩要学会放松,以解身心疲劳。

5)维持正常体重,保持正常体态:更年期妇女要注意避免热量摄入过多和重视适当运动。人到中年体重增加、腰围增粗是符合一般规律的,但在到达标准体重后,应及时注意控制饮食,增加运动量,劳动并不能代替运动。

6)注意个人卫生:特别是保持外阴清洁,勤换内裤。

7)和谐性生活:国内外许多学者性医学研究都证实,美满和谐的性生活,是更年期妇女愉快渡过这片"沼泽地"的最有效的办法,是对心灵最好的"按摩"和调节。不仅对夫妻双方身心健康极有帮助,而且是健康长寿不可缺少的一剂良方。国外,如美、日、法等国的一些报道,60 岁的妇女仍有 50% 过性生活,甚至 10%～20% 坚持到 80 岁。我国妇女由于受封建社会性禁锢的影响,对自身的性问题缺乏正确的认识。据上海市妇女保健所对更年期妇女的调查显示,认为夫妻过性生活见不得人的占 10.5%,对性知识一知半解的占 56.5%,不了解的占 26.5%。绝经以后生殖能力的丧失,更加重了妇女的性冷淡。北京大学医学院的调查表明,我国妇女 40 岁后开始有性兴趣下降的情况,并随年龄增加,绝经后无性生活的达 80%。男性在体力、性兴趣及性功能的消退一般比女性晚十余年。更年期妇女过早地终止性生活,不仅对本人的身心健康有影响,而且会影响夫妻感情和关系,影响家庭的幸福与和谐。因此,更年期妇女的性保健很重要,要通过各种健康教育形式向更年期妇女普及性知识,使她们了解这一时期的性生理、性心理、性功能变化,接受性技巧指导,扫除性心理障碍,及时对性功能障碍予以治疗。

(2)自我监测:妇女进入更年期后,一方面生活环境中的各种不良因素长期对机体的影响会逐渐反映出来,可能影响健康甚至造成疾病;另一方面体内的生理、心理变化亦比较多。掌握健康的标准和常见病的早期症状,提高自我监测和自我查病能力,定期进行监测和记录,能及时发现自己身心健康的偏异和及早发现疾病,及早进行矫治,维护健康,这是自我保健的另一个重要内容。更年期妇女自我监测的内容包括以下 5 个方面。

1)健康的自我评定:近年,WHO 具体提出了身体健康和心理健康的衡量标准,即"五快"和"三良好"。

"五快"即食得快(指胃口好、吃得迅速、不挑食);便得快(指大小便轻松自如,感觉良好);睡得快(指入睡迅速,睡眠较深,醒后头脑清、精神爽);说得快(指说话流利,表达正确,合乎逻辑);走得快(指步伐轻快,转体敏捷,行动自如)。"五快"反映了身体的消化、泌尿、神经及运动系统等处于健康状态。

"三良好"即良好的个性(指性格温和、意志坚强、感情丰富、胸怀坦荡、心境达观);良好的处世能力(指沉浮自如、观察问题客观、有自控能力、能应付复杂环境、对事物的变迁保持良好的情绪及有知足感);良好的人际关系(指待人宽厚、珍惜友情、不吹毛求疵、不过分计较、能助人为乐及与人为善)。"三良好"是心理健康的反映。

2)定期测量体重和腰围:维持标准体重对预防肥胖症、糖尿病、心血管疾病具有积极作用。出现体重超过标准体重或腰围增大,就应调整饮食,增加运动。不明原因的消瘦和体重减轻亦必须引起重视。

3)记录月经卡:到了更年期,无排卵的月经增多,经期和周期以及月经量都可能发生变化,按时做好记录,即可及时发现异常,又可作为医师诊治及用药时的参考。

4)更年期常见妇科病早期症状的识别:除了更年期综合征的症状外,白带异常、绝经后出血都是妇科病的症状,应及时诊治。妇女进入更年期应主动地、定期地参加妇科普查,或定期(2 年左右)去妇科门诊做一次常规检查,包括宫颈刮片细胞学检查,有利于早发现妇科疾病。

5)乳房自我检查:乳房自查方法为选择光线充足的房间,面对镜子,脱去上衣,双臂自然垂于体侧。注意观察双侧乳房的形状及大小是否对称,皮肤有无皱褶或凹陷,乳头有无回缩,并抬起双臂按同样方法进行观察。然后进行乳房触摸检查,用右手检查左乳,从乳头开始触摸至乳房外上缘,按逆时针方向检查触摸;同法左手检查右乳。

第六节　儿童保健

一般认为,从受精卵形成至青春期前的男女均为儿童。1989 年,联合国大会通过的《儿童权利公约》第一条规定:"儿童系指 18 岁以下的任何人,除非对其适用之法律规定成年年龄低于 18 岁。"从群体来说,儿童是指 18 岁以下的任何人,但就个体而言,一个人的年龄不管多大,只要其存在生长发育现象,这个人就是儿童,因为生长发育是儿童所特有的现象,是得到大家公认的。

儿童时期是整个人生的初始阶段,儿童的身心健康不但直接影响一个人一生的发展,而且还会关系到整个民族的素质和国家的前途。因此,保证儿童的身心健康不论是对个体的发展,还是对民族素质的提高都具有重要意义,而儿童保健是促进儿童生长发育和维护儿童健康,保障儿童生命质量和生活质量的一门学科,其最终目标就是保障儿童的身心健康,由此可见,儿童保健的重要性。

(一)胎儿期特点与保健

1.胎儿期特点:胎儿期是指从精子与卵子结合至小儿出生脐带结扎的一段时间,大约280d。此期由于胎儿在子宫内度过,因此,孕妇的健康、营养状况、工作条件、情绪状态等对胎儿的生长发育影响极大,这是此期的主要特点。

2.胎儿期保健

(1)孕前咨询:为了保证孕期母子健康,在准备受孕时,应考虑一些可能影响母子健康的因素,对不适合受孕的情况,孕前应及时恰当地处理。

①女方慢性病:如心脏病、肝炎、肺结核、糖尿病、甲状腺功能亢进、哮喘等应当积极治疗,待疾病控制,身体能够适合妊娠或不具有传染性时再受孕。

②避免化学物质污染:长期服用某些药物或长期接触某些化学物质,可以影响卵子或精子的发育,凡可在体内蓄积并对胎儿有毒性作用,都应当在受孕前一段时间避免接触。

③预防遗传性疾病:避免近亲结婚;有遗传病家族史者,应通过遗传咨询预测风险率,怀孕后经产前诊断以决定胎儿存留。

④其他:接触急性传染病者,应在排除受传染后再怀孕。女方腹腔、盆腔、乳腺、甲状腺等部位有良性肿瘤者,孕前应治疗,以免孕期加重,难以处理。年龄过大或过小,生活居住条件等因素也都应考虑在内。

(2)孕期保健

①预防先天性发育不全:妊娠期预防各种感染甚为重要,尤其是在妊娠早期预防毒性感染。胎儿对吸烟、一氧化碳及放射线等也很敏感,在胎龄16周前,照射放射线后可引起神经系统、眼部及骨骼系统畸形。孕期用药应非常谨慎,以免影响胎儿生长发育。怀孕后,孕妇应避免与病人接触,人多空气混浊的场所尽量不去,室内应保持空气新鲜。怀孕妇女应做到不吸烟、不饮酒,丈夫吸烟应在居室外面,居室内生煤炉及煤气炉应特别注意,以免产生一氧化碳中毒,不利于胎儿发育。孕期用药应在医生指导下进行。

②孕妇合理营养:孕妇需要更多的富于营养的食品,尤其在孕后期3个月,胎儿生长发育加速,孕妇应重视饮食的质和量,保证有足够的热量及各种营养素,但注意不要营养过剩,以免胎儿生长过快。

③胎儿监护:孕期定期产前检查,对胎儿生长进行监测。孕中期教会孕妇或家人自我监测,由孕妇自己数胎动,丈夫听胎心,及早发现异常情况,积极处理。妊娠早期3个月内及后期数周避免性生活,以免流产或早产。及时治疗孕后期内科和产科合并症,如妊娠中毒症、胎膜早破、孕晚期出血、胎盘早剥、原发性高血压、心脏病等,避免早产及低体重儿出生。

(二)新生儿期特点与保健

1.新生儿期特点:新生儿期是指自结扎脐带开始至出生后28d。其特点是新生儿娩出后,从子宫内生活转到外界生活,生活环境发生了巨大变化,但新生儿身体各器官的功能发育尚不成熟,对外界环境变化的适应性差,抵抗感染的能力弱,易患各种疾病,且病情变化快,病死率高。

2.新生儿期保健

（1）出生时的护理：新生儿娩出后迅速清理口腔和呼吸道内黏液，保持呼吸道通畅；严格消毒，结扎脐带；记录出生时评分、生命体征、体重、身长、头围等。正常者提倡母婴同室，尽早母乳喂养；高危者送入监护室。

（2）保暖：新生儿出生后就需采取保暖措施。一般产房室温要求根据新生儿出生体重的高低维持在22～27℃，新生儿居室温度宜保持在20～22℃，湿度保持在50％～55％。环境温度过低对早产儿、低体重儿，可因地制宜采用预温暖箱、远红外保温床、预热的暖包等保暖，根据胎龄、体重等决定保暖温度的高低。

（3）合理喂养：提倡母乳及提早喂养，以防止低血糖和低体温的发生。对于母乳不足或无法进行母乳喂养的婴儿，应指导科学的部分母乳喂养或人工喂养方法。

（4）预防感染

1）脐带：脐带剪断后残端用碘酒、酒精处理，要防止沾水或污染；有化脓现象则用过氧化氢或碘酒消毒，必要时应用抗生素。

2）皮肤：刚出生后的新生儿可用油剂轻拭皱折处、臀部、会阴处。大小便后用流水冲洗，用柔软纱布或新毛巾吸干。由于新生儿皮肤娇嫩，要防止擦损，若有擦损，及时处理，防止感染。

3）尽量减少不必要的人接触新生儿。母亲患感冒或发热，需戴口罩喂奶，不要对着新生儿咳嗽。护理新生儿前必须先洗手。婴儿室的工作人员患病或身体有感染灶者应调离。

4）接种卡介苗和乙肝疫苗。

（5）注意与新生儿的情感交流。

（三）婴儿期特点与保健

1.婴儿期特点：生后满28d到1周岁为婴儿期。此期特点是生长发育迅速，对能量和蛋白质要求特别高，但消化功能弱，容易发生消化不良和营养紊乱；此期从母体获得的免疫力逐渐消失，后天免疫力形成不足，抵抗力弱，因此易患感染性疾病。

2.婴儿期保健

（1）提倡母乳喂养：4～6个月以内的婴儿要鼓励母乳喂养，4个月内母乳喂养率要达到80％以上，喂哺母乳可持续到生命的第2年甚至第3年。4个月以后可添加辅食。

（2）正确护理，预防常见病、多发病：①根据不同季节增减衣服；②避免接触患呼吸道感染和其他传染病的患者；③注意饮食卫生。

（3）注意体格锻炼，增强体质。

（4）定期健康检查，促进体格生长和心理发展。

（5）合理安排生活，培养良好的睡眠、饮食、排便等习惯。

（6）全程足量进行计划免疫，根据不同月龄进行不同预防接种。

（四）幼儿期特点与保健

1.幼儿期特点：从满1周岁到3周岁为幼儿期。此期正处于断奶后时期，食物内容发生了很大变化，辅食变为主食，生活上逐渐获得独立性，活动范围加大，但识别危险的能力不足，易发生意外事故。由于接触感染的机会较前明显增多，而抵抗力又较差，故易发生感染性疾病。

2.幼儿期保健要点

(1)注意断乳后饮食安排,预防营养缺乏症的发生:①断奶时间1~2岁为好,在春秋季为宜;②断奶后食品仍以优质蛋白为主,适量搭配谷类及菜果类;③幼儿膳食每日以4次进餐较好,1日热能的分配大致是:早餐25%,午餐35%,午点10%,晚餐30%。

(2)培养良好的生活习惯,应从小培养幼儿睡眠、饮食、盥洗、排便和自我服务与互助的能力。

(3)促进语言和动作发展,有计划、有目的、合乎科学规律并略微超前的开展早期教育工作。

(4)利用自然因素(空气、日光、水)锻炼身体。

(5)按计划完成各种预防接种的复种。

(6)定期健康查体,每3~6个月查体1次,发现疾病进行防治和缺点矫治(龋齿、沙眼、寄生虫病等)。

(7)预防意外事故的发生(烫伤、外伤、异物、中毒、溺水等)。

(五)学龄前期特点与保健

1.学龄前期特点:满3岁到6岁为学龄前期。此期身高、体重增加的速度相对平稳,抵抗疾病的能力有所增强。语言的发展有了飞跃的变化,能用语言表达自己的需要。与外界接触的增多,扩大了视野,促进了智力的发育。这一时间是接受启蒙教育的关键期。但由于活动范围的扩大,好奇心和求知欲的增强,也容易发生意外事故。

2.学龄前期保健

(1)要特别注意预防意外事故的发生。

(2)要不失时机地加强教育,培养独立生活的能力。

(3)加强神经、精神保健,促进健康的情绪及行为的发育。

(4)及早发现视力、听力及体格、精神发育障碍。

(5)预防龋齿、沙眼、寄生虫病等。

(六)学龄期特点与保健

1.学龄期特点:学龄期指从小学开始到青春期发育前期,即6~11岁年龄组。其特点是:体格生长速度处于稳定阶段,除生殖系统外,身体各器官都已逐渐发育成熟;6岁起开始换牙。此期儿童感染性疾病患病率下降,但变态反应性疾病增多。儿童逻辑思维能力增强,学校教育中除讲授文化、科学知识外,应重视社会主义道德品行的教育和预防心理行为问题的发生。

2.学龄期保健

(1)培养良好的生活习惯,进行卫生教育,增进身体健康。

(2)培养正确的坐、立、行姿势。

(3)预防各种心理行为问题的发生。

(4)预防常见传染病:结合各地常见传染病发生情况,及时向学生宣传预防常见传染病的知识,按时预防接种。

(5)智力残缺儿童的特殊教育:有些小儿如聋哑、语言发育障碍、肢体运动异常、智力不全或行为异常,需要特殊的治疗和教育方法,甚至有必要设立专班或专校进行适当培训。

(七)青春期特点与保健

1.青春期特点:女孩从约 12 岁到约 18 岁,男孩从约 13 岁到约 20 岁为青春期。此期的特点是:体格生长出现又一次加速以后再减慢的过程直至最后身高停止生长;生殖系统发育成熟,两性特征逐渐明显;内分泌系统发生一系列变化,自主神经功能不稳定,易发生如甲状腺肿、高血压、月经紊乱等疾病;容易出现心理、神经行为方面的多种变化。

2.青春期保健

(1)合理营养:由于青春期是体格生长又一次加速时期,故青春期的营养需要特别是蛋白质及热量的需要比一生中其他时期的需要量都高。

(2)预防常见病:除继续预防学龄期儿童的常见病外,还应积极预防此期的特殊疾病,如肺结核、痤疮、高血压、自主神经功能紊乱、月经紊乱等疾病,以促进健康成长。

(3)心理卫生和健康行为的指导:教师、家长和保健工作者都应该特别关心孩子这个阶段的心理活动,结合生理卫生课向青少年讲解青春期的发育特点,使其懂得第二性征的发育是正常的生理变化。在发生某些心理、精神、行为上的变化时能及时处理。

第二章　各专业一般护理

第一节　内科一般护理常规

1. 患者入院后护士热情接待,根据病情安排床位,危重患者应安排在离护士站近的病床或抢救室,并立即通知医师。

2. 病室内应保持清洁、整齐、安静、舒适,空气清新,光线充足,室温控制在 18～22℃、湿度 50%～60%。

3. 新入院患者即时测量体温、脉搏、呼吸、血压、体重,记录入院时间,填写各种表格。做好入院宣教及卫生处置。病情稳定患者每日 15:00 测体温、脉搏、呼吸各 1 次;体温超过 37.5℃以上或危重患者,每 4 小时测量 1 次;体温较高或波动较大者,随时测量;体温 39℃以上者给予物理降温。

4. 患者饮食按医嘱执行,并进行饮食指导。

5. 入院 24 小时内留取大、小便标本,并做好其他标本的采集且及时送检。

6. 每日记录大便次数,3 日无大便者通知医师给予处理。

7. 根据病情采取适当卧位并指导活动。呼吸困难者取半卧位,给予氧气吸入。

8. 根据病情由主管医师及护士长决定陪伴人员人数。行动不便、视力欠佳者加强安全知识宣教。老人、小儿、躁动、昏迷及危重患者应加床档,转运时应尽量使用平车或轮椅。

9. 及时准确执行医嘱,观察药物治疗效果及不良反应。

10. 实行分级护理和护理责任制。按病情及等级护理要求,定时巡视病房,严密观察患者病情变化,发现异常及时通知医师。危重患者记特别护理记录单。根据医嘱,准确记录出入量。

11. 根据病情做好生活护理、基础护理及内科各类专科护理,防止护理并发症。

12. 根据内科各专科特点备好抢救物品,做好抢救护理。

13. 每周定期测体重 1 次,危重、抢救、卧床患者除外。

14. 了解患者需求,做好患者的心理疏导、健康教育和康复护理。

15. 患者出院前,做好出院指导。

第二节　外科一般护理常规

一、普外科一般护理常规

【护理评估】

(一)术前评估

1.健康史:患者的一般资料、现病史、家族史及既往史等。

2.身体状况:病变部位及全身状况,重要脏器功能及各种检查结果。

3.心理及社会支持状况:对疾病的认知程度、心理承受能力及社会支持系统。

(二)术后评估

1.手术情况:包括手术名称、麻醉方式、术中情况及引流管的数量及位置。

2.身体状况:动态评估生命体征,引流管是否通畅,引流物的颜色、性状及量,切口及引流管出口情况,有无并发症发生。

3.心理及认知状况:患者及家属对术后康复知识的掌握程度,是否担心并发症及预后,社会支持力量如何。

【护理问题】

①焦虑、恐惧;②疼痛;③潜在并发症:感染、出血;④营养不良:低于机体需要量;⑤健康知识缺乏。

【护理措施】

(一)术前护理

1.心理护理:了解患者及家属的心理活动,做好解释工作,尽量减轻不良心理反应,使其保持最佳的心理状态,积极配合治疗及护理。

2.协助患者做好各项术前检查:包括血、尿、便常规,出凝血时间,血型以及肝、肾、心、肺功能等检查,了解患者病情及身体器官的功能状态。

3.皮肤准备:术前一日手术区域按备皮范围剃去汗毛,清洁皮肤。检查手术区皮肤有无破损、感染、皮疹等。

4.药物过敏试验:根据医嘱进行药物过敏试验,阳性结果应立即告知主管医师并做好各项标志。

5.饮食及胃肠道准备:按照手术部位、范围及麻醉方式给予不同的饮食及肠道准备。成人常规术前禁食 12 小时,禁水 4～6 小时。除未明确诊断的患者严禁灌肠外,应根据手术情况给予灌肠以清洁肠道。急诊手术一般不给予灌肠。

6.病情观察:每天测量生命体征,注意观察病情变化,发现异常或女性月经来潮等及时报告主管医师。

7.术前指导:指导患者学会深呼吸及有效咳嗽,练习床上大、小便。

8.保证休息:保持病室安静,睡眠欠佳者可遵医嘱给予镇静剂。

(二)术日晨护理

1.测量生命体征,如有异常及时报告主管医师决定是否延期手术。

2.协助患者更换病员服,取下发饰、活动义齿,贵重物品交家属保管,女性不要化妆。嘱患者排尿。

3.检查手术野皮肤准备是否符合要求。

4.胃肠道及腹部大手术应留置胃管。

5.术前半小时给予麻醉前用药,注意用药不要过早或过晚,以免影响用药效果。

6.准备手术室所需的物品,如病历、影像资料、药品、腹带等。

7.根据不同部位手术要求及麻醉方式,备好病床及物品,停止执行术前医嘱。

(三)术后护理

1.进行术后评估:了解手术及麻醉方式、术中病情变化、手术方式,以便制定相应的术后护理措施。

2.体位:妥善安置患者于病床上,搬运时注意保护各种管道。根据病情、病种及麻醉方式采取不同的体位。一般腰麻后去枕平卧6小时,硬膜外麻醉后垫枕平卧6小时,全麻后去枕平卧、头偏一侧6小时,可取半卧位。

3.生命体征的监测:根据手术的大小及病情定时测量呼吸、血压、体温、脉搏并准确记录。

4.伤口及引流物的观察:术后观察伤口有无出血、感染、渗血渗液、敷料脱落或污染等情况。引流管应妥善固定,保持有效引流,严密观察并记录引流物的性状、颜色及量。发现异常及时报告医师。

5.疼痛的护理:麻醉作用消失后,患者若感到伤口疼痛,可遵医嘱应用镇痛剂,并观察用药效果。指导患者使用自控镇痛(PCA)并观察效果。

6.胃肠道反应的处理:术后恶心、呕吐常为麻醉反应,待麻醉作用消失后症状自行消失。若持续不止或反复发作,应根据患者情况综合分析、对症处理。

7.预防尿潴留:术后6～8小时未排尿者,观察膀胱充盈程度,先诱导排尿,必要时进行留置导尿。

8.饮食和输液:根据病情及手术、麻醉方式决定患者进食时间。禁食期间应经静脉补充水、电解质和营养。

9.基础护理:加强口腔、会阴、皮肤护理,防止并发症发生。

10.活动:根据病情鼓励患者早期活动,包括深呼吸、有效咳嗽、翻身及活动非手术部位肢体。对休克、极度衰弱或手术本身需要限制活动者则不宜早期活动。

【护理评价】

1.患者是否平稳渡过围术期。

2.患者及家属能否保持良好的心态面对疾病及身体的改变。

3.患者及家属是否掌握疾病相关的健康教育知识。

【健康教育】

根据不同疾病及手术方式进行健康教育,取得患者及家属的积极配合。

附一 胃肠减压的护理

胃肠减压是利用负压吸引原理,通过胃管将积聚于胃肠道内的气体和液体吸出,降低胃肠道内的压力,减轻胃肠道的张力,从而改善血液供应,有利于炎症局限,促进胃肠道蠕动功能恢复的一种治疗措施。

【目的】

1.解除或缓解机械性肠梗阻所致急性肠梗阻的症状。

2.减轻由于肠麻痹引起的腹胀。

3.术中减少胃肠胀气,利于手术操作。

4.术后降低胃肠道内压力,减少缝线张力和切口疼痛,减轻腹胀有利于切口愈合。

5.有利于观察引流液的量和性状。

【护理措施】

1.向患者解释操作目的,以取得合作。

2.检查胃管是否通畅,减压装置是否有效,各管道连接是否正确。

3.清洁鼻腔,测量长度。自患者鼻咽部插入胃内,长度为 45～55cm,妥善固定。

4.行胃肠减压时必须保持有效的负压,负压维持在 $-5.2kPa$($-39mmHg$)并且要保持引流通畅,防止扭曲、堵塞,若有堵塞现象可用生理盐水冲洗导管。

5.减压期间应禁食、禁水,如需口服药时,应将药物碾碎调水后注入,并用温水冲洗胃管,夹管1小时。

6.使用胃肠减压者,每日应给予静脉补液,维持水电解质平衡,密切观察病情变化。记录引流液的量及性状并及时倾倒减压器内液体。

7.做好口腔护理,可用雾化吸入以减少对咽喉部的刺激,鼓励患者做深呼吸,预防肺部并发症。

8.拔管指征:病情好转、腹胀消失、肠鸣音恢复、肛门排气。

9.拔管时捏紧胃管末端,嘱患者屏气,先缓慢向外拉,估计胃管接近咽喉部时,迅速将胃管拔出,然后清洁鼻腔。

附二 "T"型管引流的护理

【目的】

患者施行胆道手术后,由于手术创伤引起胆道水肿,缝合口胆汁外漏可引起胆汁性腹膜炎、膈下脓肿等并发症。术后常规放置"T"型管引流,可起到引流胆汁并减轻胆道压力,支撑胆管、防止胆管狭窄。

【护理措施】

1.妥善固定:"T"型管一端通向肝管,一端通向十二指肠,自腹壁穿出后用缝线固定于腹壁,下垫纱布,用胶布固定。"T"型管不宜太短,妥善固定,严防因翻身、搬动、起床活动时牵拉而脱落。

2.引流通畅:鼓励患者下床活动。活动时引流袋的位置应低于腹部切口的高度,平卧时不能高于腋中线,防止胆汁反流引起逆行感染。应随时检查"T"型管是否通畅,避免受压、折叠、扭曲,应经常挤压引流袋防止引流管阻塞,术后5～7天内禁止冲洗引流管,如发生阻塞,术后1周可用生理盐水低压冲洗。严格无菌操作,每日更换无菌引流袋。

3.评估记录

(1)胆汁引流液颜色、性质、量,有无鲜血或混浊、碎石、蛔虫及沉淀,必要时送检和细菌培养。

(2)术后24小时胆汁引流量300～500ml,恢复饮食后可增至每天600～700ml,色清亮,呈黄色或黄绿色。

(3)黄疸若加重者应考虑胆汁引流不畅导致胆红素上升。

(4)观察大小便颜色,送检胆红素含量,了解胆汁是否引流入十二指肠。

(5)如有发热和严重腹痛,可能是胆汁渗漏致胆汁性腹膜炎,及时通知医师处理。

(6)拔管:"T"型管放置10～14天,如患者无腹痛、体温正常、黄疸消失,24小时胆汁引流量为200ml、色清亮、无残留结石可考虑拔管。拔管前应试行夹管,第1天夹管2小时,然后增至4小时、8小时,依次递增至全天夹管。夹管期间观察有无腹胀、腹痛、发热、黄疸出现,如无不良反应再行拔管。行"T"型管逆行胆道造影者,造影后立即开放引流24小时,以减少造影后反应和继发感染。造影后1～2天可拔管。

(7)拔管后嘱患者平卧,观察伤口渗出情况并注意有无发热、恶心、呕吐、腹痛、腹胀等状况。"T"型管拔出后残余窦道在24～48小时可自行闭合。

附三　腹腔引流管的护理

【目的】

1.充分引流腹腔内残余积血、积液和术后渗液,防止腹腔感染。

2.观察术后腹腔有无渗血、出血,如引流出鲜红色液体应怀疑有内出血,便于早期诊断和及时处理。

3.观察和治疗术后并发吻合口瘘、胆瘘、肠瘘。

4.减轻腹腔压力。

【护理措施】

1.向患者解释置管的目的和注意事项,取得合作。

2.引流管应妥善固定,防止扭曲、受压、折叠。在给患者进行处置、翻身时注意保护引流管,避免引流管脱出。

3.观察并记录引流液的量及性状。

4.各种引流管引流的血性液应由多到少、由浓变淡,若引流液由淡变浓、突然增加应注意内出血的可能。

5.保持引流管的通畅并每日更换引流袋,必要时做细菌培养。

6.有多条引流管应分清每条管道在腹腔内放置的部位,写明标签,贴在管壁上便于观察。

7.保持引流管周围皮肤清洁干燥,如有渗出及时换药。

8.置管期间应观察患者的腹部和全身情况,症状是否减轻,体温是否正常等。

二、泌尿外科一般护理常规

【护理评估】

(一)术前评估

1.健康史:包括患者的一般资料、现病史、家族史、既往史等。

2.身体状况:包括病变部位及全身状况,重要脏器功能及各种检查结果。

3.心理及社会支持状况:包括对疾病的认知程度、心理承受能力及社会支持系统。

(二)术后评估

1.手术情况:包括手术名称、麻醉方式、术中情况及引流管的数量及位置。

2.身体状况:动态评估生命体征,引流管是否通畅,引流物的颜色、性状及量,切口及引流管出口情况,有无并发症发生。

3.心理及认知状况:患者及家属对术后康复知识的掌握程度,是否担心并发症及预后,社会支持力量如何。

【护理问题】

①排尿异常;②疼痛;③潜在并发症:出血、感染;④营养失调:低于机体需要量;⑤自我形象紊乱;⑥健康知识缺乏。

【护理措施】

除执行普外科一般护理常规外,还应注意以下护理。

(一)术前护理

1.病情观察:观察患者有无排尿异常、尿液异常,尿道口分泌物、疼痛、肿块及性功能情况。老年患者注意心、肺等重要器官的功能变化。尿失禁患者注意保持局部皮肤的清洁,指导患者进行缩肛运动,锻炼盆底肌的收缩功能,进而提高膀胱括约肌的收缩力,减轻尿失禁的程度。

2.鼓励患者多饮水:一般每日饮水量为 2000～3000ml,预防泌尿系感染及尿盐沉积。肾功能不全、高血压、青光眼等患者应限制饮水量。

3.准确记录出入量:分别记录日、夜尿量,定时测血压。保持出入量平衡,积极防治高血压,防止发生意外。

4.饮食指导:了解患者所患疾病种类及饮食要求,指导患者合理进食。老年患者易发生便秘,应指导其多食用粗纤维、易消化食物,或辅以缓泻剂,以保持排便通畅。

5.做好术前各项准备:手术前备皮并清洁手术野皮肤。盆腔手术者术前应留置尿管。根据手术方式做好肠道准备,术前禁食 12 小时,禁水 4～6 小时,以免术中呕吐,并减轻术后腹胀。行回肠代输尿管、结肠或回肠代膀胱者,术前 5 天开始进食无渣半流质饮食,术前 1 天改流质饮食;术前 3 天口服抗生素;术前 1 天口服缓泻剂,睡前肥皂水灌肠,手术日晨清洁灌肠。

(二)术后护理

1.观察伤口及引流管出口处有无出血、渗血、漏尿等情况。对于出血量多、进行性血压下降者应查找原因并及时处理,必要时做好再次手术准备。

2.正确执行术后医嘱,合理安排补液,注意输液速度及药物副作用。

3.手术后 6～8 小时不能自行排尿者应行诱导排尿或针刺疗法,无效时行导尿术。

【护理评价】

1.患者是否能够平稳渡过围术期。

2.患者及家属能否保持良好的心态面对疾病及身体的改变。

3.患者及家属是否掌握疾病相关的健康教育知识。

【健康教育】

根据不同疾病及手术方式进行健康教育,取得患者及家属的配合。

附一　各种导尿管的护理

【目的】

尿路内常用的引流管有肾造瘘管、耻骨上膀胱造瘘管和尿道内留置导尿管。经手术或经皮穿刺肾造瘘(永久性或暂时性)适用于肾积水、肾积脓、肾盂和输尿管手术后。耻骨上膀胱造瘘(永久性或暂时性)适用于梗阻性或神经源性膀胱排空障碍所致的尿潴留、尿道损伤、泌尿系统手术或不能经尿道插管引流尿液的患者。留置导尿常用于危重、截瘫、尿潴留、尿失禁、盆腔手术等患者,以观察、引流尿液;泌尿系统疾病手术后留置导尿管,系作为持续引流、冲洗和治疗之用。

【护理措施】

1.妥善固定:固定好各种导尿管及集尿袋,防止牵拉或滑脱。尿道内留置 Foley 尿管者,气囊注水 10～20ml 可起到固定作用;肾、膀胱造瘘管于术后两周内严防脱落,否则尿液外渗到周围组织间隙可引起感染影响术后恢复。

2.定时观察:根据病情定时观察尿液的颜色、性状,分别记录经造瘘管及尿道排出的尿量、24 小时总尿量,以判断双肾功能。

3.保持有效引流:引流管长度适中,勿使导管扭曲、受压或堵塞。对急性尿潴留、膀胱高度膨胀的患者首次放出尿液量不超过 1000ml,并采用间歇引流,危重或肾功能不全者采用持续引流法。若引流不畅,先用手挤压引流管,必要时用生理盐水冲洗;肾造瘘管冲洗必须在医师的指导下进行操作。

4.防止逆行感染

(1)无菌集尿袋应低于尿路引流部位,防止尿液倒流。

(2)保持瘘口周围清洁干燥,及时更换渗湿敷料。尿道内留置导尿管者,每天消毒尿道口及外阴 2 次,除去分泌物及血痂。

(3)定时放出集尿袋里的尿液,按时更换连接管和集尿袋。

(4)长期置管者应定时更换。肾、膀胱造瘘管,首次换管时间为术后 3～4 周,此后每 2～3

周换管 1 次。尿道内导尿管每周更换 1 次,蕈形尿管两周更换 1 次。拔管 4 小时后再安置。

(5)尽量不拆卸接口处,以减少感染机会,冲洗及换管时严格无菌操作。

(6)定期检查尿常规和尿细菌培养,以便及时发现感染。

(7)鼓励患者多饮水,每日饮水量 2000～3000ml,以保证足够的尿量,起到内冲洗作用。

5. 根据病情拔管

(1)肾造瘘管需在手术 12 天以后拔除,拔管前先闭管 2～3 天,若患者无患侧腰痛、漏尿、发热等,或经肾造瘘管注入造影剂,证明肾盂至膀胱排出通畅,即可拔管。

(2)膀胱造瘘管应在手术后 10 天以后拔除,拔管前应先行夹管实验,待试行排尿通畅 2～3 天后才可拔除。长期留置膀胱造瘘管的患者,可采取适时夹管、间歇引流的方式,以训练膀胱排尿、储尿功能,避免发生膀胱肌无力。

(3)留置导尿管拔除时间根据病种决定:肾损伤病情稳定后即可拔除,恢复自行排尿;膀胱破裂修补术后 8～10 天拔除;前尿道吻合术后 2～3 周、后尿道复位术后 3～4 周拔除。

附二　双 J 管的护理

【目的】

起到支架和内引流作用,能解除输尿管炎症、水肿造成的暂时性梗阻,防止术后伤口漏尿和输尿管狭窄。同时,集合系统不与外界直接相通,可避免肾造瘘所引起的出血、感染;因无外引流管的限制和不适感,患者可早期下床活动,有利于术后康复。

双 J 管的应用范围:输尿管梗阻的治疗促使输尿管结石自发排出;输尿管镜检查、体外冲击波碎石及经皮肾镜术后;肾盂输尿管连接部狭窄的切开与重建;恶性肿瘤造成的输尿管梗阻;输尿管部位手术后。

【护理措施】

1. 防止尿液反流:应留置导尿管 7～10 天,持续开放引流尿液,保持引流通畅,防止扭曲、堵塞;术后待血压平稳后采用斜坡卧位,有利于上尿路创口愈合;避免不必要的膀胱冲洗以减少尿液反流的机会;拔除导尿管前,嘱患者多饮水,拔除导尿管后立位排尿,及时排空膀胱,勿憋尿,以免膀胱过度充盈;积极治疗慢性咳嗽、便秘,以减轻腹压,避免尿液反流。注意饮食以调节尿液酸碱度,防止尿中盐类沉淀再形成结石或阻塞双 J 管,同时密切观察和准确记录引流量,对排尿后腰痛不能缓解者,切勿捶打腰部,应取侧卧位并及时报告医师进行处理。

2. 预防感染:为预防泌尿系统感染,术后应多饮水,每天饮水 2000～3000ml,以达到尿路自洁的作用;养成良好的卫生习惯,每天清洗会阴,更换内裤,保持会阴部的清洁干燥;口服抗生素,尤其对女性患者在留管期间,建议维持服用小剂量的抗生素;碱化尿液;避免置管时间太长,可明显减少双 J 管梗阻的发生;复查尿细菌培养,无菌后方可拔除导尿管,对排尿后腰痛不能缓解者,及时报告医师检查,是否由于双 J 管引流不畅所致。

3. 减少膀胱刺激征及其他不适:做好心理护理,向患者说明原因,消除其顾虑,鼓励进行自我护理,通过听音乐、深呼吸、改变体位等以分散注意力,使患者精神放松,减轻心理负担;嘱患者多饮水,少活动;调整双 J 管的位置,使放置双 J 管时膀胱端长度适当,减轻对膀胱的刺激,同时尽可能早期拔除双 J 管,防止结垢形成。

4.预防结垢与结石形成:强调对留置双J管患者的登记随访,以免留置延期甚至遗忘。饮食指导,为了减少双J管内尿盐的沉积,教会患者如何饮水:①每日饮水量＞2000ml(2000～2500ml);②平均饮水;③注意加强饮水的两个时段,第一时段为晚上睡前饮水约300ml,夜间排尿后继续饮水200ml,第二时段为清晨起床后空腹饮水300ml。合理搭配膳食,多吃素食,每日摄入150g肉类为宜,过多可增加尿钙的排出和尿酸的水平,少吃菠菜、豆制品、竹笋、可可等含草酸较高的食品。不酗酒,不饮大量浓茶,少饮含糖的饮料。预防双J管结垢与结石形成的方法是增加水分的摄入量,调节尿液酸碱度,必要时预防性服用抗生素,定期X线复查,及时换管与拔管。

5.血尿:术后观察患者首次尿色,观察尿液的颜色及尿量,鼓励其多饮水,嘱患者卧床休息,遵医嘱及时给予输液、抗感染、止血,经治疗后血尿可消失。同时向患者及家属解释出现血尿的相关因素,使其能够科学地认识,解除紧张心理。

6.出院指导:留置双J管期间,须严密随访,定期复查,及时发现。注意有无上尿路梗阻症状和体征,可做B超、尿路造影、肾动态显像检查进行评估,其中B超简单易行。

【健康教育】

1.出院后避免过多活动,避免双J管与尿路黏膜摩擦,并勤饮水增加尿量,防止尿液浓缩。

2.适当服用解痉剂,减少双J管引起的痉挛,主张服用抗生素及抑制结石形成的药物,有效防止感染。

3.落实出院告知工作,尤其是加强无行为能力患者家属的告知工作,在出院病历上以醒目方式明示拔管时间,实行电话随访,提醒患者按时到医院拔除双J管。

三、神经外科一般护理常规

【护理评估】

(一)术前评估

1.健康史:通过详细询问病史,初步判断发病原因。对于先天性畸形患者,了解其母在妊娠期间有无异常感染、放射线辐射及分娩过程中有无难产等;脑脓肿患者是否存在慢性中耳炎、乳突炎及其他部位感染;脑卒中患者有无高血压、动脉粥样硬化、创伤等病史。

2.身体状况:评估患者生命体征、意识、状态、瞳孔、肌力及肌张力,感觉功能、深浅反射及病理反射等。注意有无进行性颅内压增高及脑疝症状;有无神经系统功能障碍,是否影响患者自理能力,是否容易发生意外伤害;是否有水电解质紊乱及酸碱失衡;营养状况及重要脏器功能;了解手术方式及各项治疗措施后的效果。评估各项检查结果,包括X线平片、脑血管造影、CT、MRI。

3.心理社会状况:评估患者及家属的心理状况、对疾病及其手术治疗的了解程度。

(二)术后评估

1.评估手术方式、麻醉方式及术中情况,了解引流管放置位置、目的及引流情况。

2.观察有无并发症发生。

【护理问题】

①有受伤的危险;②体液不足;③潜在并发症:感染、颅内压增高、脑疝、颅内出血、中枢性高热、尿崩症、消化道出血、顽固性呃逆、癫痫发作;④健康知识缺乏。

【护理措施】

(一)术前护理

1.心理护理:给予适当心理支持,耐心听患者诉说,使患者及家属能面对现实,接受疾病的挑战,减轻挫折感,帮助先天性畸形患儿父母渡过悲伤期,明确指出孩子的先天性缺陷并非家长责任,不必自责。根据患者及家属的具体情况提供正确的通俗易懂的指导,告知疾病类型、可能采用的治疗计划及如何配合,帮助家属学会对患者的特殊照料方法和技巧。

2.加强生活护理,防止意外发生

(1)脑积水患儿的头部应给予适当支持,以防颈部受伤。

(2)对颅裂和脊柱裂患儿应注意局部保护,以免肿块破裂或感染。

(3)因意识障碍或后组脑神经受损致吞咽困难者,进食时应防止舌咬伤或误吸导致肺部感染。面瘫患者进食时食物易残留于麻痹侧口颊部,需特别注意患侧颊部黏膜的清洁。

(4)肢体无力或偏瘫者需加强生活照料,防止坠床或跌碰伤。

(5)语言、视力、听力障碍的患者需加强生活护理。

3.对症治疗以提高手术耐受力:因颅内高压而频繁呕吐者,除应注意补充营养外,还需纠正水、电解质紊乱;脑脓肿患者应给予抗感染及降颅压处理。

4.术前练习:位于 Willis 环前部的颅内动脉瘤或颈动脉海绵窦瘘行封闭术的患者,应在术前进行颈动脉压迫实验及练习,以建立侧支循环。

5.常规准备:常规做好各项检查如血常规、尿常规、血生化、脑 CT、MRI 等;术前 1 日头部备皮;保持大便通畅,以避免术后便秘,严重颅内压增高者禁忌肥皂水灌肠;女性患者需了解记录末次月经时间,以便及时应用性激素改变月经来潮时间,保证手术如期进行。

6.呼吸道管理:术前戒烟,减少呼吸道刺激。

(二)术后护理

1.体位:全麻未清醒的患者取侧卧位,以利于保持呼吸道通畅。患者意识清醒、血压平稳后,抬高床头 15°~30°,以利颅内静脉回流。

2.营养和补液:一般颅脑手术后 1 日可进流质饮食,术后第 2、3 日给半流质饮食,以后逐渐过渡到普通饮食,注意保持大便通畅。脑手术后均有脑水肿反应,故应适当控制输液量,成人每日以 1500~2000ml 为宜,其中含盐溶液 500ml。

3.呼吸道护理:保持呼吸道通畅,及时清除呼吸道分泌物。呕吐时头转向一侧以免误吸,防止肺部感染。注意患者是否有呼吸困难、烦躁不安等呼吸道梗阻的表现,定时协助患者翻身、拍背,必要时给予雾化吸入。

4.止痛及镇静:颅脑手术后患者若诉头痛,应了解和分析头痛的原因、性质和程度,然后对症处理。为防止颅内压增高及颅内再出血,必须保持术后患者安静,若发现患者躁动不安,在排除颅内压增高或膀胱充盈等因素后,可遵医嘱使用镇静剂,如氯丙嗪、异丙嗪、地西泮或

10%水合氯醛等。

5.病情观察及护理:常规观察生命体征、意识状态、瞳孔、肢体活动状况等。注意观察切口敷料及引流情况,及时更换敷料并保持清洁干燥,避免切口感染。观察有无脑脊液漏、颅内压增高症状。定期观察皮肤状况,预防压疮。避免引起颅内压增高的活动。

【护理评价】

1.患者是否能够平稳渡过围术期,无护理并发症。

2.患者及家属能否保持良好的心态面对疾病及身体的改变。

3.患者及家属是否掌握疾病相关的健康教育知识。

【健康教育】

根据不同疾病及手术方式进行健康教育,得到患者及家属的配合。

附　脑室引流的护理

脑室引流是经颅骨钻孔穿刺侧脑室,放置引流管将脑脊液引流至体外。常选用非额角或枕角穿刺。

【目的】

通常是抢救因脑脊液循环通路受阻所致的颅内高压危急状态,如枕骨大孔疝;治疗脑室内出血;脑室内手术后安放引流管,引流血性脑脊液,减轻脑膜刺激症状,术后早期起到控制颅内压的作用等。

【适应证】

1.任何原因造成的脑积水并发颅内压增高,尤其是急性颅内压增高。

2.抢救急性枕骨大孔疝垂危患者时的首选措施。

3.中线和颅后窝占位性病变、脑干损伤、小脑损伤等出现急性颅内压增高患者。

4.丘脑-脑干出血、原发性与继发性脑室出血、外伤性脑出血、蛛网膜下腔出血等。

5.第三脑室、颅后窝肿瘤和枕骨大孔区术后并发出血或(和)急性脑积水的抢救,以缓解症状,为进一步治疗赢得时间。

6.脑积水分流术后分流管梗阻。

7.需要做脑室体外引流,并向脑室内注入药物者。

【护理措施】

1.术后24小时内每隔30~60分钟观察一次患者的意识、瞳孔、生命体征、肢体活动的变化并做好记录。注意观察患者有无恶心、头痛、呕吐等颅内压增高症状,如有异常应及时通知医师。

2.引流管不可折叠、扭曲、受压。同时引流管的长度应适宜,使患者的头部有适当的活动空间,进行翻身等护理操作时必须先将引流管安置妥当,避免意外发生。必须严格注意脑室引流管不同于其他引流管的是:引流管的开口(平卧:眼外眦与外耳道连线的中点;侧卧:正中矢状面)需要高出侧脑室平面15~20cm以维持正常的颅内压。引流袋过高超出颅内压力高度时,脑脊液引流受阻就起不到降低颅内压的作用;引流袋过低脑脊液引流过快,可致颅内压骤降,易引起脑室内出血或小脑幕裂孔疝,因此引流袋的高度每班必须加强巡视及严格床头交接班,以维持正常颅内压。

3.术后早期禁忌引流过快,以免导致硬脑膜外或硬脑膜下血肿、脑瘤内出血(瘤卒中)、脑疝形成。必要时适当提高引流袋平面,减慢引流速度、控制脑脊液引流量。引流量多时,遵医嘱补充液体。

4.脑室引流液的观察。正常脑脊液无色透明、无沉淀,术后1～2天脑脊液可略带血性,以后转为橙黄色。若术后血性脑脊液颜色加深,则提示有脑室内出血,应报告医师紧急处理,护士应做好手术准备。每日引流量控制在400～500ml,特殊情况如颅内感染患者因脑脊液分泌增多,引流量可适量增加。

5.拔管前1天夹闭引流管并密切观察,如患者出现头痛、呕吐等症状,立即报告医师开放引流管。拔管后,如切口处有脑脊液漏,应通知医师及时缝合,以免引起颅内感染。

四、胸外科一般护理常规

【护理评估】

(一)术前评估

1.了解家族史、既往史、生活方式及饮食习惯。

2.了解患者身体状况,有无发热、咳嗽、咳痰、吞咽困难、咯血、贫血、脱水或衰竭等症状。

3.疼痛的部位、性质,有无放射痛等。

4.各种辅助检查结果如影像学检查、内镜检查、有关手术耐受性检查。

5.心理及社会支持状况。

(二)术后评估

1.手术、麻醉方式及效果、术中出血、补液、输血情况和术后诊断。

2.生命体征是否平稳,有无呼吸异常或心电图改变。

3.伤口是否干燥,有无渗血、渗液,各引流管是否通畅,引流液的性状等。

4.心理状态及认知程度,是否主动配合康复训练和早期活动。

【护理问题】

①呼吸型态改变;②疼痛;③进食困难;④营养不良:低于机体需要量;⑤潜在并发症:肺不张、心律失常、支气管胸膜瘘、肺水肿、吻合口瘘、出血、乳糜胸、肺炎等;⑥健康知识缺乏。

【护理措施】

(一)术前护理

1.了解患者思想状况,解除顾虑,树立信心,并介绍术后注意事项,讲解各种管道的作用,如胸腔闭式引流管、胃管、尿管、氧气管、补液的目的;讲述术后并发症的预防方法;讲解呼吸锻炼对肺部复张的重要性及方法(深呼吸、有效咳痰),以取得患者的合作。

2.了解患者健康情况,每日测量生命体征。

3.进高热量、高蛋白、高维生素饮食,不能进食者静脉补充液体,纠正贫血,维持水、电解质平衡。注意口腔卫生,不能进食者,给予口腔护理。戒烟、酒。

4.指导患者进行床上排尿、排便训练。

5.肺部疾病咳嗽痰多者,每日记录痰量(不可混入漱口水和唾沫)。肺结核患者留 24 小时痰,检查结核菌至少 3 次,肺癌患者送检痰液查癌细胞。开放性肺结核患者行呼吸道隔离,痰液需经含氯消毒剂消毒处理后方可倒掉。

6.应用洋地黄类药物的患者用药前测脉搏或心率,并观察用药反应及疗效。有心房纤颤、心律不齐者,注意心音、心率及节律的变化。心率<60 次/min 或>120 次/min,应立即通知医师。服用洋地黄者术日晨停药。

7.术前 1～2 日交叉配血试验、备皮。备胸腔引流瓶 1 套、多头胸带 1 条。

(二)术后护理

1.密切监测病情变化及患者意识状态、呼吸型态,伤口渗血、渗液情况。每 15～30 分钟测量生命体征 1 次,病情稳定后改为 1～2 小时测量 1 次,次日每 4 小时测量 1 次。若有异常,应查找原因,对症处理。

2.体位:患者未清醒时去枕平卧,清醒后半卧位(抬高床头 30°),可减轻局部充血和水肿,同时使膈肌下降,增加肺活量,有利于气体交换、引流;全肺切除术后禁止完全侧卧位,患者术后 7～10 日内严格卧床休息,多取半卧位,以减轻膈肌对胸腔的压力,有利于呼吸。并协助其经常变换体位,活动肢体以防肺栓塞。禁止采取侧卧位,以免引起纵隔过度移位及大血管扭曲,导致循环呼吸异常。

3.保持呼吸道通畅。麻醉未清醒前头偏向一侧,防止呕吐物吸入呼吸道,避免肺部并发症。如有胃扩张,给予胃肠减压。给予吸氧 3～5L/min 至生命体征平稳,协助患者排痰并注意保护伤口减轻疼痛,遵医嘱给予雾化吸入。训练患者吹气球、使用呼吸训练仪。

4.全麻患者术后次日可进食,行食管手术者例外。

5.正确连接各种引流管,保持管道通畅并维持有效引流。

【护理评价】

1.患者是否能够平稳渡过围术期。

2.患者及家属能否保持良好的心态面对疾病及身体的改变。

3.患者及家属是否掌握疾病相关的健康知识。

【健康教育】

1.保持休养环境安静、舒适,室内温、湿度适宜,空气新鲜;并根据天气变化增减衣服,减少与流感人群的接触,预防上呼吸道感染。

2.合理膳食,保持大便通畅。

3.术后适当活动,多做深呼吸运动,锻炼心肺功能。

4.出院后 2 周至 3 个月复诊。肺叶手术患者如出现呼吸困难应随时就诊,食管手术患者如术后 2～3 个月有吞咽困难应到医院检查。

附　胸腔闭式引流的护理

【目的】

1.及时引流胸膜腔内的气体和液体。

2.重建胸膜腔内负压,维持纵隔的正常位置,促使肺复张。

3.通过引流物了解胸腔内的情况,消灭残腔,预防感染。

4.对急、慢性脓胸,行胸腔引流是一项有效的治疗方法。

【适应证】

用于外伤性或自发性气胸、血胸、脓胸及心胸手术后的引流等。

【置管部位】

置管部位可依据体征及胸部 X 线结果确定。

1.引流积液时一般在腋中线和腋后线之间第 6~8 肋间置管。

2.引流气体时一般在锁骨中线第 2 肋间置管。

3.引流脓液时一般在脓液积聚的最低位置管。

【护理措施】

1.保持管道的密闭及无菌:使用前应仔细检查引流装置的密闭性能,注意引流管有无裂缝,引流瓶有无破损,各衔接处是否密封。严格执行无菌操作规程,防止感染。

2.有效体位:患者取半卧位,此体位利于呼吸和引流。鼓励患者进行咳嗽、深呼吸运动,利于积液排出,恢复胸膜腔负压,使肺充分扩张。

3.保持引流通畅:水封瓶液面应低于引流管胸腔出口平面 60~100cm。定时挤压引流管(30~60 分钟挤压 1 次),防止其受压、扭曲、阻塞。检查引流管是否通畅最简单的方法是观察引流管是否继续排出气体和液体,以及长玻璃管中的液柱是否随呼吸上下波动,必要时请患者深呼吸或咳嗽。正常水柱波动 4~6cm。

4.妥善固定:引流管长度为 100cm,妥善固定于床旁。下床活动时引流瓶位置应低于膝关节,并保持其密封。若引流管从胸腔滑脱,立即用手捏闭伤口处皮肤,消毒处理后用凡士林纱布封闭伤口,协助医师做进一步处理。如引流管连接处脱落或引流瓶损坏,应立即双钳夹闭胸壁导管,通知医师,按无菌操作更换整个装置。

5.观察、记录:注意观察引流液的量、性状、水柱波动范围,并准确记录。每日用无菌生理盐水更换引流瓶,并做好标记,便于观察引流量。

6.拔管指征:48~72 小时后,引流量明显减少且颜色变淡,24 小时引流液小于 50ml、脓液小于 10ml,X 线胸片示肺膨胀良好无漏气,患者无呼吸困难即可拔管。拔管后注意观察患者有无胸闷、呼吸困难、切口漏气、渗液、出血、皮下气肿,拔管后第 2 天需更换敷料。

五、心外科一般护理常规

【护理评估】

(一)术前评估

1.了解患者健康史、有无心脏疾病家族史、既往史、药物过敏史。

2.心脏和全身症状:生命体征、皮肤色泽、有无发绀及杵状指(趾)、心功能、活动耐力、自理能力。

3.各种辅助检查结果。

4.心理及社会支持状况。

(二)术后评估

1.了解术中麻醉情况、术中转流、主动脉阻断时间及手术过程中各个系统器官功能的状况。

2.心脏、呼吸功能监测:心功能状况,有无缺氧表现,气管插管位置、呼吸状态,呼吸机工作状态。

3.血液供应、微循环及电解质情况。

4.伤口及各种引流情况。

【护理问题】

①心排出量减少;②低效性呼吸型态;③体液不足;④体温异常;⑤疼痛;⑥活动无耐力;⑦潜在并发症:心律失常、心脏压塞、心肌缺血、电解质紊乱、出血、感染、休克、脑功能障碍、肾功能不全、灌注肺;⑧健康知识缺乏;⑨语言交流障碍。

【护理措施】

(一)术前护理

1.术前准备:急性心肌梗死患者的手术耐受力较差,1个月内最好不实行手术,3个月以上,没有心绞痛发作,在监测条件下可以施行手术。心力衰竭患者对手术耐受力较差,除急症抢救手术外都最好在心力衰竭控制3～4周后再施行手术。

2.身体准备:主要目的是使患者处于最佳健康状态。

(1)动员患者戒烟,有吸烟史者术前两周戒烟。教会患者正确咳嗽及咳痰方法。指导患者仰卧位做深呼吸,特别要训练腹式呼吸。练习床上大小便。

(2)术前治疗口腔、鼻旁窦及泌尿系统感染,特别是在切口附近皮肤更要做相应处理。

(3)控制心衰和电解质紊乱,由于患者长期服用强心利尿剂,容易导致电解质紊乱。

(4)除心血管特殊检查外,根据病情行胸片及心脏三位片、肺功能、血气分析、超声心动图、凝血酶原时间及活动度等检查。

3.术前指导

(1)术前给予心理疏导,避免过于紧张,保证术前休息好。

(2)由于术后带有各种测压、输液及引流管,给患者讲解各种管路作用。

(3)术后虽给予镇静药,但切口总会有不同程度的疼痛,告知患者配合各种护理操作。

(4)术后应用气管插管呼吸机辅助呼吸,应向患者交代不能发声,有事请示意,不可吐管。在拔除气管插管6小时后才可以少量饮水,无呛咳时方可进食。

(5)讲解术后早期活动的必要性,指导患者床上活动。

4.心理护理:由于心脏手术是比较复杂和危险性较大的操作,患者及家属会有各种顾虑,担心手术死亡和经济负担。护士应协助医师做好家属工作,并根据患者的具体情况耐心做好解释工作。术后早期特别是儿童,由于没有亲人的陪伴,在重症监护室内会更加恐惧。因此,护理人员要亲切关怀患儿。

5.术前饮食及用药:先心病患者普通饮食,冠心病患者低盐低脂饮食,不可饱餐。抗凝治疗者术前2～3天停抗凝剂,并严密监测凝血状况。

6.术前1日的准备:术前1日备皮,备皮范围包括从颈部到肋弓下缘整个胸部,两侧过腋后线,包括双腋窝。取大隐静脉还要包括双下肢及会阴部皮肤,避免刮破上皮。体外循环的患者还应备左上前臂桡动脉测压处。行闭式二尖瓣扩张术、动脉导管结扎术、降主动脉瘤或主动脉缩窄手术,多采用左胸前外侧或后外侧切口,按开胸术备皮。肠道准备、合血、药物过敏试验,备好术中用药、胸带、胸腔闭式引流瓶及止血钳。常规测体重、身高以指导术后用药。术前晚根据患者需要给予镇静药。

7.术日晨准备:术前成人禁食6～8小时,婴幼儿禁食4小时。遵医嘱给予术前用药,将患者术中用药、病历及术中用物一并交与手术室工作人员。

8.术日监护室准备:整洁消毒好的床单位(备用床)、输液架、除颤仪、监护仪(带有创监测)、吸痰吸氧装置、微量泵,呼吸机根据患者身高体重调好参数备用。

(二)术后护理

1.心血管系统功能监测:术后48小时内要连续监测血压及心率,每15分钟记录1次。平稳后改为30分钟1次,根据病情每2～4小时测量中心静脉压1次,经常检查各种仪器的功能,输液泵的功能。术后24小时如病情平稳,可拔除桡动脉测压管,改为袖带测压,每2小时1次,中心静脉导管可保留4～5天,根据病情行心电监护,并与术前对比,如有变化立即报告医师处理。术后早期常见的心律失常有室上性心动过速、房性或室性早搏、传导阻滞等,可能由于麻醉、手术创伤、体外循环、水电解质紊乱特别是低血钾、低血压、血容量不足或缺氧所致。根据心律失常类型、病因进行相应处理,抗心律失常药常用的有利多卡因、维拉帕米、普萘洛尔、普罗帕酮、毛花苷C、胺碘酮、异丙肾上腺素等。

2.呼吸监测:体外循环心内直视术后一般需呼吸机辅助呼吸4～24小时,常给予同步指令＋压力支持(SIMV＋PS)方式,呼吸频率12～20次/min,潮气量8～10ml/kg,氧浓度40％～60％,视病情及血气分析结果而增减。注意气管插管深度,听诊呼吸音变化,观察呼吸频率、潮气量、呼吸深度及胸廓起伏情况,及时发现肺不张、气胸、大量胸腔积液及急性左心衰引起的肺淤血、肺水肿等。留置气管插管期间保持呼吸道通畅,及时吸痰,吸痰过程中注意心率、血压、血氧饱和度的变化。当患者意识完全清醒,自主呼吸幅度强,生命体征平稳,无缺氧表现,血气分析结果正常,便可拔除气管插管,改为面罩吸氧6～10L/min,30分钟后复查血气分析,拔除气管插管后根据病情给予雾化吸入,协助患者咳嗽、做深呼吸。

3.体温的测量:由于术中低温体外循环的影响,皮温可能较低,术后应给予保暖,一旦皮肤温暖后再次变冷而潮湿、CVP高者应考虑是否发生低心排。体温升高可使心率加快,增加心肌耗氧量,术后初期体温上升至38℃,应开始给予物理降温,使用冰袋或乙醇擦浴,体温高达39℃应应用药物降温。如体温下降至35℃则要提高室温,用电热毯或热水袋保温。

4.末梢循环的观察:末梢循环可反映组织的血液灌注,指甲床由苍白变红润说明组织灌注良好。出现发绀,表示灌注、氧合不全。

5.血压的监测:术中安置的桡动脉插管术后应保留一段时期。术后应控制平均动脉压在

9.3～12kPa(70～90mmHg)为宜,保持血压平稳,收缩压低于80mmHg或降至原来值的2/3时属于低血压,应结合意识、尿量、末梢皮肤的变化予以相应处理。术后若出现高血压,可增加心肌耗氧量,应考虑减慢输血、输液速度;如血压持续过高不降,则使用血管扩张剂,如硝普钠,以降低周围血管阻力,减轻后负荷,从而降低心肌工作量,减少心肌耗氧量。长时间应用硝普钠时要监测血液中氰化物的含量,防止中毒。术后血压轻度偏高,可不予处理,或给镇静剂、镇痛药、利尿药。更换升压、降压药时要迅速、准确,避免更换不当引起血压波动。

6.肾功能监测:术后1～2天内每小时测量一次尿量,注意尿色的变化,有无血红蛋白尿,肾功能正常时尿量应35～40ml/h及以上,术后出现少尿,在排除低血容量的因素后可用呋塞米。

7.神经系统的监护:对呼唤有反应,并能遵医嘱做面部动作或肢体活动者,一般认为无严重的中枢神经系统损害。意识不清、烦躁者应考虑脑损害。术后可并发脑栓塞、气栓、脑水肿而致脑缺氧。术后要严密观察患者的意识状态、瞳孔、运动及感觉有无异常。由于手术打击及重症监护室环境陌生、频繁的治疗操作,使患者在1～2天内得不到充分休息。因此,个别患者出现抑郁或丧失定位能力、极度恐惧或产生幻觉,甚至惊慌,但并未丧失知觉。此时应密切观察病情变化,以排除严重的颅脑并发症。清醒患者做好交流工作,并做好家属的工作,协助安慰患者。

8.心包、胸骨后或胸腔引流管的护理:术后8小时内每隔15～30分钟挤压1次,以保持引流的通畅。负压吸引压力维持在负10～25mmHg,引流量100ml/h。如出血颜色鲜红、温度高、引流量持续2小时大于4ml/(kg·h),应及时报告医师,做好二次开胸准备。术后初期如引流管被血栓堵塞可引起心包填塞,患者表现为烦躁不安、血压下降、脉压减小、中心静脉压升高、心排量及尿量减少。术后24～48小时后引流液小于50ml/24h可拔除引流管。

9.维持水、电解质的平衡:每小时要计算出入量,一般输液速度为1～1.5ml/(kg·h),根据CVP(6～12cmH$_2$O)、尿量的多少而增减。每4～12小时检查电解质一次,特别注意血钾。当血钾低于3.5mmol/L可经深静脉置管高浓度补钾:成人30‰,高浓度补钾要求匀速泵入(成人<1g/h),补钾后再复查血钾。补钾计算公式:补钾量(mmol)=(期望值-实际值)×体重(kg)×0.3(注:20mmol=1.5g)。

10.补足失血量:根据补足出量的原则,术后血红蛋白维持在110～120g/L。

11.抗生素的应用:术前一天及手术日预防性应用抗生素,术后3～5天内要静脉给予抗生素以预防术后感染。

12.抗凝治疗:换瓣膜者,心包纵隔引流管拔除后即可开始抗凝治疗。生物瓣者抗凝3～6个月,机械瓣者需终生抗凝,凝血酶时间及国际化标准比率(INR)每日或隔日检查一次,根据结果调整抗凝药剂量。一般维持凝血酶原时间在正常值的1.5～2倍,调整期可每周复查两次,出院后每两周检查一次,以后根据情况逐渐延长监测时间。注意牙周、鼻、皮下出血、血尿、柏油样便、月经量多或者头疼等症状。

【护理评价】

1.患者是否平稳渡过手术、术后康复期。

2.患者心态是否稳定,适应身体改变。饮食、起居、休息、睡眠符合生理要求。

3.有无感染发生。

4.术后疼痛是否得到控制。

5.水、电解质及出入量是否平衡。

6.并发症是否得到预防或早期处理。

7.是否掌握术后抗凝药物的正确应用及注意事项。

8.心绞痛是否控制。

【健康教育】

1.一般出院后 3～6 个月复查,应告知患者出院后随着活动量的增加可能会有呼吸困难及切口疼痛,一般需要 3～6 个月或者更长时间才能恢复,如有不适及时就诊。

2.保证安静舒适的休养环境,保持适当的温度、湿度,室内经常通风换气,及时增减衣物,预防感冒。

3.养成良好的饮食习惯,合理搭配膳食,肥胖者控制体重。

4.遵医嘱正确服药,定时定量,并注意药物副作用。

5.术后恢复期注意劳逸结合,逐渐恢复工作,不宜从事体力劳动及剧烈的体育锻炼。

第三节 骨科一般护理常规

【护理评估】

(一)术前评估

1.患者年龄、体重、一般健康状况,营养及精神状态。有无高血压、糖尿病、心脏病等其他慢性疾病。

2.受伤或病变的原因、部位、时间及损伤的程度,有无周围组织器官的损伤,神经病变的范围,有无躯体移动障碍。

3.患肢肢端的血运、感觉、活动情况。

4.生命体征、意识状态,疼痛情况,主要脏器功能。

5.各种实验室检查结果,病变部位影像学资料。

6.心理、社会及家庭支持状况。

(二)术后评估

1.手术情况:包括手术名称、麻醉方式、术中情况及引流管的数量及位置。

2.身体状况:动态评估生命体征,引流管是否通畅,引流液的颜色、性状及量,切口及引流管出口情况,有无并发症发生。患肢肢端的血运、感觉、活动情况。患者的营养状况。

3.心理及认知状况:患者及家属对手术治疗的知情程度、术后康复知识的掌握程度,是否担心并发症及预后,社会支持力量如何。

4.各种实验室检查结果及放射检查结果。

【护理问题】

①焦虑、恐惧;②躯体移动障碍;③疼痛;④潜在并发症:出血、神经损伤、感染、压疮、深静

脉血栓形成;⑤肢体功能障碍;⑥健康知识缺乏。

【护理措施】

（一）术前护理

1.加强营养,注意休息,增强机体抵抗力,减少感染机会。

2.加强心理护理,讲解手术的有关知识,增强患者信心,使其恐惧和紧张度降至最低,以最佳心理状态接受手术,并根据病情落实陪护。

3.卧硬板床休息,疼痛剧烈者遵医嘱给予镇痛剂,观察镇痛效果。

4.协助做好术前常规检查,测定并记录生命体征。

5.注意避免受凉,积极控制各种感染。指导患者有效咳痰、深呼吸以及练习在床上使用便器。

6.进行有关疾病的卫生宣教,介绍手术前后的注意事项以及如何配合医师完成手术。

7.术前备皮、禁食12小时、禁饮4小时。遵医嘱使用术前药。

8.与手术室工作人员进行交接,将病历、药品、影像学资料或其他术中用物交与手术室工作人员。患者贵重物品交给家属保管。

（二）术后护理

1.患者返回病房从平车搬运至床上时,应注意保护各种引流管及患肢。脊柱手术患者应4人搬运,采用轴线翻身法,防止脊髓损伤。

2.观察患者的生命体征;注意大小便情况,鼓励自解小便,必要时导尿。

3.病情稳定后定时更换体位;重点观察患肢末端血运、感觉、运动及肌力恢复情况;病情出现特殊情况时通知主管医师及时处理。

4.观察伤口敷料有无渗血、渗液,引流液的颜色、性质和量并准确记录。

5.介绍手术情况、护理内容以及疼痛的管理知识,使患者及家属对术后护理方式有一定程度了解,并在需要时遵医嘱给予止痛剂。

6.合理膳食,增强营养,保证睡眠。

7.通过宣教提高患者对术后早期功能锻炼的重要性的认识,介绍并指导正确的功能锻炼方法,预防和减少并发症的发生。主动活动四肢关节、肌肉及下肢锻炼;预防下肢静脉血栓,坚持功能锻炼,循序渐进。

【护理评价】

1.患者是否能够平稳渡过围术期。

2.患者及家属能否保持良好的心态面对疾病及身体的改变。

3.患者及家属是否掌握疾病相关的健康教育知识。

【健康教育】

1.加强营养,保持良好心态;注意休息,避免劳累。

2.掌握正确的功能锻炼方法,功能锻炼坚持3个月以上。

3.掌握下床活动的正确姿势,注意坐、行走及劳动姿势。

4.给予出院指导,并嘱定期门诊复查,如有不适,及时复诊。

第四节　小儿外科一般护理常规

【护理评估】

(一)术前评估

1.健康史:患儿的一般资料、现病史、家族史、既往史等。

2.身体状况:病变部位及全身状况,重要脏器功能及各种检查结果。

3.心理及社会支持状况:家长对疾病的认知程度、心理承受能力及社会支持系统。

(二)术后评估

1.手术情况:包括手术名称、麻醉方式、术中情况及引流管的数量及位置。

2.身体状况:动态评估生命体征,引流管是否通畅,引流物的颜色、性状及量,切口及引流管出口情况,有无并发症发生。

3.心理及认知状况:患儿及家长对术后康复知识的掌握程度,是否担心并发症及预后,社会支持力量如何。

【护理问题】

①焦虑、恐惧;②疼痛;③潜在并发症:感染、出血;④营养不良:低于机体需要量;⑤健康知识缺乏。

【护理措施】

(一)术前护理

1.执行普外科一般护理常规。

2.向家长了解患儿的生活饮食习惯及用语,根据气候变化增减被服。适当安排休息与活动,以便患儿入院后很快适应医院的生活环境。

3.因患儿不能准确诉说病情,故需要护士细心观察与了解,发现异常及时通知医师。

4.每日测量体温、脉搏、呼吸,3岁以内患儿免测脉搏、呼吸,低体重早产儿和体温不升者可置于保温箱内或用热水袋保暖。

5.入院时测生命体征1次,6个月以内或需要观察体重增长的患儿,如食道狭窄、营养不良二或三度,每周测体重1次,并记录在体温单上。

6.保持床铺及皮肤清洁,衣服应柔软,宽大舒适,婴儿每日晨洗澡更衣1次,卧床患儿每4~6小时翻身1次,避免局部长期受压,发生压疮。

7.若患儿哭闹不止,要及时寻找原因,发现异常通知医师处理。

8.在输液、输血及各种引流管插管等治疗过程中,妥善约束四肢。严密观察输液速度及引流液量、颜色及性质。

9.备皮范围与成人相同,根据年龄及毛发多少决定是否剃毛。骨科患儿手术区执行骨科备皮常规。

10.新生儿术前4小时、婴幼儿术前4~6小时、学龄前患儿术前6~8小时禁饮食。告知家长术前禁食规定以免患儿误食,术中发生意外。

(二)术后护理

1.进行术后评估:了解手术及麻醉方式、术中病情变化,以便制定相应的术后护理措施。

2.体位:妥善安置患儿于病床上,搬运时注意保护各种管路。根据病情、病种及麻醉方式采取不同的体位。麻醉清醒前注意保护患儿,防止坠床。

3.生命体征的监测:根据手术的大小及病情定时测量呼吸、血压、体温、脉搏并准确记录。

4.伤口及引流物的观察:术后观察伤口有无出血、感染、渗血渗液、敷料脱落或污染等情况。引流管应妥善固定,保持有效引流,严密观察并记录引流物的性状、颜色及量。发现异常及时报告医师。

5.饮食和输液:根据病情及手术麻醉方式决定患者进食时间。禁食期间应经静脉补充水、电解质和营养。

6.基础护理:加强口腔、会阴、皮肤护理,防止并发症发生。

【护理评价】

1.患儿是否能够平稳渡过围术期。

2.患儿及家属能否保持良好的心态面对疾病及身体的改变。

3.患儿及家属是否掌握疾病相关的健康教育知识。

【健康教育】

根据不同疾病、手术方式及患儿年龄等选择不同的宣教方式,使患儿及家长掌握相关知识,配合治疗。

第三章　消化系统疾病护理

第一节　食管癌

食管癌是较常见的恶性肿瘤,多发生在 40 岁以上的男性,病因不明。以胸中段食管癌较多见,大多为鳞癌。临床表现为进行性吞咽困难、胸闷不适,晚期出现恶病质。以手术治疗为主,辅助化疗等治疗。

【护理评估】

(一)术前评估

1.了解病史、家族史、饮食习惯。

2.体重下降情况,有无贫血、脱水或衰竭。

3.有无吞咽困难或呕吐,目前能否正常进食,饮食性质。

4.疼痛性质、部位,是否影响睡眠。

5.各项检查及化验结果:如胃镜、CT、血生化等。

6.患者及家属的心理状态。

(二)术后评估

1.麻醉、手术方式,术中出血、输血、补液情况。

2.生命体征、意识状态。

3.切口愈合及敷料情况。

4.引流管及引流物情况。

5.术后静脉营养、经肠道进食及营养状态。

6.心理及社会支持状况。

【护理问题】

①焦虑、恐惧;②营养不良:低于机体需要量;③体液不足;④疼痛;⑤潜在并发症:感染、出血、肺不张、肺炎、吻合口瘘、乳糜胸;⑥健康知识缺乏。

【护理措施】

(一)术前护理

1.心理护理:多与患者及家属沟通,消除其恐惧心理。

2.饮食指导:根据患者的进食情况,提供高蛋白、高维生素、高热量饮食。不能经口进食者、仅能进流质饮食或长期不能进食且营养状况较差者,可提供肠内、肠外营养。

3.保持口腔卫生:进食后漱口,并积极治疗口腔疾病。

4.呼吸道准备:严格戒烟,主动排痰。使用抗生素控制感染。指导并训练患者有效咳嗽和腹式呼吸。

5.肠道准备:术前1周遵医嘱给予抗生素口服,术前3天改流质饮食,术前禁食8～12小时,禁水6～8小时。对进食后有滞留或反流者可于术前1天晚通过鼻胃管冲洗食管或胃,结肠代食管手术患者可参照大肠癌术前护理。手术日晨常规置胃管,通过梗阻部位时不能强行进入,以免穿破食管。

(二)术后护理

1.执行胸外科一般护理常规。

2.呼吸道护理:密切观察呼吸状态、频率和节律,听诊双肺呼吸音是否清晰,术后1～2天应每1～2小时鼓励患者进行有效咳嗽或深呼吸,以促进肺的膨胀。对于痰多、咳痰无力的患者,若出现呼吸浅快、发绀、呼吸音减弱等痰阻现象,应立即行吸痰管深部吸痰,必要时行气管镜吸痰。

3.保持胸腔闭式引流通畅:观察引流液量、性质、颜色并认真记录。若术后3小时内引流量在每小时大于200ml,呈鲜红色并有较多血凝块,提示胸内有出血现象,应通知医师进行处理。每半小时至1小时挤压引流管,保持引流通畅、密闭、无菌。72小时引流管拔除后,应注意观察患者有无胸闷、憋气,局部有无渗液,及时给予更换纱布。

4.胃肠减压的护理:妥善固定胃管,鼻部胶布应每天更换,防止胃管滑脱。观察胃液的量及性质,保持减压通畅,经常挤压,勿使管腔阻塞。胃管不通畅者,可用少量生理盐水冲洗并及时回抽,避免胃扩张使吻合口张力增加,并发吻合口瘘。观察引流液的量及性质,注意有无吻合口出血。口腔护理每日2次。

5.病情观察:食管癌术后患者容易出现心律失常,即房颤、室早、心肌缺血的表现,应注意认真观察。该现象大多由于术中手术牵拉或术后血容量不足所致,在对症处理的同时,注意补充液体量及输液速度。

6.饮食护理:术后患者常规禁食至拔出胃管后,进食的顺序为拔管后两小时开始饮白开水50ml左右,饮后无呛咳,无腹部不适,当天可进半量流质饮食(米汤、果汁等),第3～5天可进全量流质饮食,第5天后可进半流质饮食,半月后可进食普食。少食多餐,餐后2小时内不能平卧,防止食物反流的发生。进食后严密观察有无剧烈胸痛、发热、胸闷、呼吸加快等现象,注意吻合口瘘的发生。

7.皮肤护理:协助患者翻身,按摩背部、骶尾部皮肤,防止压疮的发生,拔管后鼓励患者及时下床活动。

8.并发症的护理

(1)吻合口瘘是最严重的并发症,表现为高热、疼痛、呼吸困难,胸腔积液,全身中毒症状。应注意保持引流通畅,体温高时,注意及时降温,给予禁食、抗感染、补充静脉营养等治疗。

(2)乳糜胸护理同吻合口瘘的护理。

（3）出血：出血量多时应注意观察，必要时通知医师给予止血药物治疗。

【护理评价】

1.患者的营养状况能否维持，体重是否下降或增加，贫血有无改善。

2.患者的水电解质是否平衡，尿量是否正常，有无脱水或电解质紊乱的表现。

3.胸骨后不适和伤口疼痛是否改善。

4.患者心理反应程度是否降低，能否配合治疗护理。

5.术后是否出现并发症，并发症是否得到及时处理。

6.患者是否获得理解并获得日常生活协助。

【健康教育】

1.解释病情，说明手术治疗的必要性。

2.进食的原则是少量多餐，由稀到稠，注意进食后反应。患者若有胸闷或进食后呼吸困难，应少量多餐，一般1～2个月后症状可缓解；贲门癌切除术后患者易发生反酸，嘱其饭后两小时内不宜卧床，睡觉时将枕头垫高；有些患者进食后发生呕吐，严重者应禁食，给予胃肠外营养，待吻合口水肿消退后再进食；若术后两个月出现下咽困难，应造影排除吻合口狭窄；食管术后严禁暴饮、暴食或食用硬质块状食物，以免吻合口梗阻。

3.指导术后进行功能锻炼。患侧上肢抬臂、抬肩、手过对侧肩部、举手过头等锻炼。

4.定期复查，坚持放化疗。

第二节　消化性溃疡

消化性溃疡主要指发生在胃和十二指肠的慢性溃疡，即胃溃疡（GU）和十二指肠溃疡（DU），是消化系统多发病、常见病，临床有慢性疼痛病史、周期性和节律性发作的特点。DU的疼痛常在餐后3～4小时开始出现，至下次进餐后缓解，即疼痛-进餐-缓解，约半数患者出现午夜痛；GU的疼痛多在餐后0.5～1小时出现，至下次餐前自行消失，即进餐-疼痛-缓解。少数患者可无症状，或以出血、穿孔等并发症为首发症状。多数患者经内科治疗可治愈，但出现溃疡穿孔、出血、恶变、幽门梗阻时应考虑外科治疗。

【护理评估】

(一)术前评估

1.有无腹痛及腹痛的性质、部位、时间、程度以及疼痛的规律性和饮食的关系。

2.大便的性质及大便潜血和肠鸣音情况。有无头晕、心悸、出汗、黑便等症状，有无出血的可能。

3.有无腹胀、嗳气、反酸、恶心、呕吐，呕吐后症状是否缓解。

4.了解饮食、生活习惯，既往有无溃疡病史。

5.有无紧张、焦虑等。

6.是否检测出幽门螺旋杆菌。

(二)术后评估

1.麻醉方式、手术方式、术中情况。

2.生命体征、疼痛情况。

3.切口愈合、敷料情况。

4.肠蠕动恢复情况;营养状态及饮食情况。

5.各种管道引流情况。

6.各种检查及化验结果。

7.用药情况及药物疗效、副作用。

【护理问题】

①焦虑、恐惧;②疼痛;③营养失调:低于机体需要量;④体液不足;⑤潜在并发症:溃疡穿孔、上消化道出血、幽门梗阻、癌变,出血、感染、术后梗阻、吻合口瘘、倾倒综合征;⑥健康知识缺乏。

【护理措施】

(一)一般护理

1.急性期或有并发症时应卧床休息,协助患者做好生活护理。腹痛时取半卧位可使腹肌放松而减轻疼痛。恢复期可适当活动,避免劳累。

2.指导患者饮食要规律,少食多餐,进食营养丰富的易消化食物,禁生冷、粗糙、多纤维素食物、酸性及辛辣刺激性食物,避免暴饮暴食。部分幽门梗阻患者可选择流质饮食。并发出血、穿孔、完全幽门梗阻者应禁饮食,行胃肠减压。

3.严格遵医嘱用药,指导服药及用药方法、注意事项。常用的药物有抑制胃酸分泌药物、胃黏膜保护剂,幽门螺旋杆菌阳性者同时服用抗生素。消化道出血应用生长抑素时应注意药物的连续性、速度、副作用。避免服用非甾体抗炎药和皮质激素药物如阿司匹林、芬必得、泼尼松等。

4.密切观察生命体征变化。禁食期间给予静脉补液以保持水、电解质平衡。

5.幽门梗阻行手术治疗者应在术前3天用温生理盐水洗胃,减轻胃壁水肿及炎症。

6.保持乐观情绪,避免情绪紧张、焦虑、忧伤等。

(二)症状护理

1.疼痛的护理

(1)注意观察疼痛的时间、部位、性质、与进食的关系,以区分是胃溃疡还是十二指肠溃疡。

(2)遵医嘱给予抗酸、胃黏膜保护剂等药物,必要时给予解痉止痛药。

2.恶心、呕吐的护理

(1)指导患者进行缓慢的深呼吸,采取适当卧位。

(2)呕吐后协助患者漱口,及时清理呕吐物,更换衣物,室内通风。

3.上消化道出血的护理:参见上消化道出血护理常规。

4.并发溃疡穿孔的护理:注意观察腹痛的性质,有无压痛、反跳痛,并随时观察生命体征变化。

5.合并幽门不全梗阻的护理

(1)行胃肠减压,记录 24 小时出入量。

(2)观察有无排便及肠鸣音情况(正常 3～5 次/min)。

(三)术后护理

1.体位:平卧位,血压平稳后取半卧位,有利于呼吸及引流。

2.胃肠减压及腹腔引流管的护理:参见"普外科一般护理常规"。

3.饮食:拔除胃管后可少量饮水,如无不适,第 2 天进半量流质饮食,第 3 天进全量流质饮食,第 4 天可进低脂肪半流质饮食,逐渐过渡到软食。注意避免食用产气食物,如牛奶、豆类等,忌进食生、冷、硬食物。禁食期间口腔护理,每天 2 次。

4.补液治疗:建立有效的静脉通道,严重脱水时应适当加快输液速度。

5.密切观察病情变化

(1)观察体温、脉搏、呼吸、血压。

(2)观察腹痛情况,按医嘱适当应用止痛及镇静药物。

(3)观察有无腹胀。如有腹胀遵医嘱肛管排气,也可采用红外线腹部照射,防止肠粘连。

6.常见并发症的观察及护理

(1)术后出血:短期内从胃管内流出大量新鲜血液,甚至有呕血、黑便,持续不止,应积极给予止血、补充血容量治疗,必要时再次手术。

(2)十二指肠残端破裂:为毕Ⅱ式术后严重并发症,表现为右上腹突发剧痛及急性弥漫性腹膜炎症状,应立即手术处理。

(3)吻合口破裂或瘘:表现为腹膜炎症状,一般在数周后吻合口瘘可自行愈合,若经久不愈则须再次手术。

(4)术后梗阻:分为输入段、输出段、吻合口梗阻。常须手术解除梗阻。

(5)倾倒综合征:早期倾倒综合征患者表现为胃肠道和心血管症状,如上腹饱胀不适、恶心、呕吐、肠鸣频繁、绞痛、头晕乏力、面色潮红或苍白、心悸等,可指导患者少量多餐,避免进食过甜、过咸、过浓流质,进餐时限制水量,餐后平卧 10～20 分钟。晚期倾倒综合征又称低血糖综合征,表现为餐后 2～4 小时出现低血糖症状,进食糖类可缓解。可在饮食中增加蛋白比例。

【护理评价】

1.患者能否说出疼痛的原因,情绪是否稳定,能否戒除烟、酒并饮食规律、能选择适宜的食物,未见因饮食不当诱发疼痛。

2.经指导后,能否正确服药,上腹部疼痛能否减轻并逐渐消失。

3.生命体征是否稳定,未见呕血、黑便等上消化道出血或穿孔的表现。

4.营养状态是否得到改善。

5.患者和家属对术后饮食及出院后饮食计划是否了解。

【健康教育】

1.禁烟、酒、浓茶、咖啡等刺激性食物。吃饭时细嚼慢咽,进食时不宜过快、过烫、过冷,宜少食多餐多吃新鲜的蔬菜、水果以增加维生素 C 的摄入有利于溃疡愈合。手术治疗者术后 1 个月内应每日 5～6 餐,以后视具体情况逐渐适应正常进餐。

2.学会观察药效及不良反应,不随意停药、减量以减少复发。

3.季节交替时尤其要注意生活规律,劳逸结合,保证睡眠,保持心情愉快。手术治疗者出院后 1 个月内仍需要休息,2 个月后可参加轻便劳动,一般 3 个月后可正常工作。

4.出院后定期复查。

第三节　上消化道出血

上消化道出血是指屈氏韧带以上的消化道,包括食管、胃、十二指肠和胰、胆道病变引起的出血,以及胃-空肠吻合术后的空肠病变所致的出血。

上消化道大量出血一般指数小时内失血超过 1000ml 或循环血容量的 20％,临床表现为呕血和(或)便血,常伴有血容量减少,引起急性周围循环衰竭,导致失血性休克而危及患者的生命。本病是常见的临床急症。严密观察病情、迅速准确地配合抢救治疗、细致做好临床护理是抢救患者生命的重要保证。

【护理评估】

1.患者既往史及现病史。

2.生命体征变化,有无血容量不足的表现。

3.呕血与便血的量、次数、性状,估计出血量。

4.皮肤颜色及肢端温度变化,有无休克早期表现。

5.有无再出血先兆,如头晕、心悸、出汗、恶心、腹胀、肠鸣音活跃等。

6.鉴别呕血、咯血,上消化道、下消化道出血。

7.各种检查及化验结果。

8.患者及家属对疾病的认知程度和心理状态。

【护理问题】

①恐惧;②体液不足;③呕血;④便血;⑤潜在并发症:失血性休克、肝性脑病;⑥健康知识缺乏。

【护理措施】

(一)一般护理

1.大量出血期应绝对卧床休息并经常更换体位,随着病情的好转,逐渐增加活动量。限制活动期间协助患者完成日常生活需要,随时保持口腔清洁。保持床单位整洁。

2.密切观察生命体征变化。大量出血后多数患者会出现低热。动态观察血压和心率变化,及时发现血容量不足的征兆。

3.出血期应禁食、禁水,出血停止 1～2 天后,按顺序给予半量温流质、流质、半流质及易消化的软食,同时限制钠和蛋白质的摄入。避免饱餐、热饮、刺激性食物。

4.及时清理血迹和胃肠引流物,避免恶性刺激。保持室内空气清新,注意保暖。

5.安慰、体贴患者,消除紧张恐惧心理。

6.备好抢救用品、负压吸引器、双气囊三腔管等急救物品。做好手术前准备。

(二)症状护理

1.呕血的护理

(1)持续心电监护监测生命体征,观察意识状态,准确记录出入量,观察尿量,及时发现血容量不足或肾功能不全。给予氧气吸入。

(2)大出血时取平卧位并将下肢略抬高,意识不清者头偏向一侧,准备负压吸引器。及时清除口鼻腔内血迹,防止误吸、窒息。

(3)观察出血情况,并记录颜色、量。正确估计出血量:大便潜血试验阳性提示每日出血量>5～10ml,出现黑便提示每日出血量50～100ml,胃内积血量达250～300ml可出现呕血;一次出血量在400ml以下时,一般不引起全身症状;如出血量超过400～500ml可出现头晕、心悸、乏力等症状;超过1000ml可出现急性周围循环衰竭的表现,甚至出现失血性休克。

(4)迅速建立两条静脉通路或中心静脉置管,遵医嘱输血、输液、止血。注意晶体、胶体的比例。

2.便血的护理:便后应擦净血迹,保持肛周皮肤清洁、干燥。排便后应缓慢站立以防体位性低血压。记录排便时间、次数、量。

3.双气囊三腔管的护理

(1)执行上述护理措施。

(2)必要时行双气囊三腔管压迫止血。注意选择合适的导管并检查气囊有无漏气,插入合适位置后分别向气囊内注入空气以达到一定压力,先向胃囊注入空气150～200ml,压力维持在50～70mmHg,充气后向上提拉遇阻力后固定。再向食管气囊注入空气100ml,压力维持在35～50mmHg。管外端以绷带连接0.5kg沙袋,经牵引架作持续牵引。

(3)气囊压迫一般以3～4天为限。留置管道期间做好口鼻腔的清洁,嘱患者勿咽下唾液等分泌物以防止误吸。定时测量气囊内压力,加压12～24小时应放松牵引,放气15～30分钟,避免食管、胃底黏膜因受压时间过久而缺血坏死。观察患者有无突然发生呼吸困难或窒息表现。

4.监测体温:内镜直视下注硬化剂治疗后可有发热,遵医嘱给予输液及抗炎药物,观察体温变化情况。

【护理评价】

1.患者出血能否及时控制,生命体征能否恢复正常。

2.休息和睡眠是否充足,活动耐力能否增加或恢复出血前的水平。

3.活动时有无晕厥、跌倒等意外发生。

4.有无窒息或误吸,食管胃底黏膜有无糜烂、坏死。

5.患者及家属能否了解如何识别出血征兆及应急措施。

【健康教育】

1.保持良好的心境和乐观情绪,正确对待疾病。

2.注意饮食卫生,养成良好的饮食习惯,避免过饥、过饱,避免粗糙、酸辣、刺激性的食物,如醋、辣椒、蒜、浓茶等,避免食用过冷、过热食物。戒烟、禁酒。

3.遵医嘱服药,避免服用某些药物,如阿司匹林、吲哚美辛、激素类药物。

4.积极治疗原发病,定期复查,如出现呕血、便血,立即到医院就诊。

第四节　胃　癌

胃癌是最常见的消化道肿瘤,男女比例约为3∶1,任何年龄都可发生,但大多数发生于40岁以上,发病年龄高峰为50～60岁。胃癌起病隐匿,临床表现为上腹部不适、隐痛,恶心呕吐,贫血、消瘦,癌肿破溃或侵犯血管时可出现呕血、便血。手术治疗是首选方法。

【护理评估】

(一)术前评估

1.患者及其家属对疾病的心理反应、认识、期望。

2.既往史、家族史,饮食、生活习惯。

3.消化道症状:有无上腹部疼痛不适,恶心、呕吐、食欲减退、消瘦、乏力等,是否出现呕血或黑便。

4.腹部症状及淋巴结转移情况。有无腹部包块,腹水征、腹部压痛以及左锁骨下淋巴结肿大或黄疸等。

5.各项检查及化验结果,如胃镜等。

6.患者对手术的耐受力,如营养状况。

(二)术后评估

1.麻醉、手术方式,术中输血、补液情况。

2.生命体征的变化,伤口愈合和敷料情况。各引流物的颜色、性质、量。

3.肠蠕动的恢复情况,患者的进食情况及贫血、低蛋白血症纠正情况。

4.术后检查及化验结果。

5.患者对康复知识了解的程度。

【护理问题】

①焦虑、恐惧;②疼痛;③营养不良:低于机体需要量;④水电解质紊乱;⑤潜在并发症:出血、感染、胃排空障碍、碱性反流性胃炎、术后梗阻、吻合口瘘、倾倒综合征等;⑥健康知识缺乏。

【护理措施】

(一)一般护理

1.根据病情及患者体质选择适宜活动。身体虚弱者以卧床休息为主,严重贫血或伴呕血者需绝对卧床休息,做好皮肤护理。

2.指导患者少食多餐,进食高热量、高维生素、高蛋白的易消化、少渣食物。并发消化道出血、穿孔、完全幽门梗阻者应暂禁饮食,行胃肠减压。不能进食者应遵医嘱给予静脉营养支持。

3.严格遵医嘱用药,指导服药及用药方法、注意事项。常用的药物有抑制胃酸分泌药物、抗肿瘤药物,纠正贫血及营养支持药物,注意观察药物的疗效及副作用。

4.密切观察生命体征变化。

5.幽门梗阻行手术治疗者应在术前3天用温生理盐水洗胃,减轻胃壁水肿及炎症。

6.协助做好各项检查,如大便潜血试验、钡餐、胃镜等。

7.保持乐观情绪,避免情绪紧张、焦虑、忧伤等。

(二)症状护理

1.上消化道出血的护理:参见"上消化道出血"护理常规。

2.幽门梗阻的护理

(1)禁食,胃肠减压,记录24小时出入量。

(2)术前3天用温生理盐水洗胃,减轻胃黏膜水肿。

(3)妥善固定胃管,定时冲洗胃管。观察引流液的量、色、质,评估腹部情况。

(4)观察有无排便及肠鸣音情况(正常3～5次/min)。

(三)术后护理

1.体位:平卧位,血压平稳后取半卧位,有利于呼吸及引流。协助患者床上活动四肢。根据病情及身体恢复情况逐渐增加活动量。鼓励早期下床活动。

2.胃肠减压及腹腔引流管的护理:参见"普外科一般护理常规"。

3.饮食:拔除胃管后可少量饮水,如无不适,第2天进半量流质饮食,第3天进全量流质饮食,第4天可进低脂肪半流质饮食,逐渐过渡到软食。注意避免食用产气食物,如牛奶、豆类等,忌生、冷、硬食物。禁食期间口腔护理,每日两次。

4.输液治疗:建立有效的静脉通道,严重脱水时应适当加快输液速度。

5.密切观察病情变化

(1)观察体温、脉搏、呼吸、血压。

(2)观察腹痛情况,按医嘱适当应用止痛及镇静药物。

(3)观察有无腹胀。如有腹胀遵医嘱肛管排气,也可采用红外线腹部照射,防止肠粘连。

6.常见并发症的观察及护理

(1)术后出血:短期内从胃管内流出大量新鲜血液,甚至有呕血、便血,持续不止,应积极给予止血、补充血容量治疗,必要时再次手术。

(2)十二指肠残端破裂:为毕Ⅱ式术后严重并发症,表现为右上腹突发剧痛及急性弥漫性腹膜炎症状,应立即手术处理。

(3)吻合口破裂或瘘:表现为腹膜炎症状,一般经保守治疗,数周后吻合口瘘可愈合,若经久不愈则须再次手术。

(4)术后梗阻:分为输入段、输出段、吻合口梗阻。常须手术解除梗阻。

(5)胃排空障碍:发生在术后1周以后,可表现为上腹部饱胀、钝痛、呕吐,呕吐物含胆汁和食物,可予胃肠减压、禁食、营养支持等。

(6)碱性反流性胃炎:表现为上腹部持续烧灼样疼痛,进食后及卧位时加重,抗酸药不缓解。易在餐后发生胆汁性呕吐,常混有食物,呕吐不能缓解疼痛。症状轻者可采取少量多餐,餐后平卧,H$_2$受体拮抗剂等治疗,重者应考虑再次手术治疗。

(7)倾倒综合征:参见"消化性溃疡"。

【护理评价】

参见"消化性溃疡"。

【健康教育】

1.鼓励患者适当活动及锻炼。

2.进食高热量、高蛋白、低脂及富含各种维生素易消化的食物,宣教少量多餐的意义和预防倾倒综合征的注意事项。

3.指导患者及家属对疼痛药物的使用。

4.按时复查,完成放、化疗。有病情反复或加重时要及时就诊。

第五节　急性阑尾炎

急性阑尾炎是普外科常见急腹症,如延误治疗可引起严重并发症。临床表现为腹痛,开始为上腹或脐周,数小时后转移至右下腹痛,起病多有恶心、呕吐等胃肠道症状,白细胞计数增高。查体:右下腹可有腹肌紧张,麦氏点压痛、反跳痛,结肠充气试验、闭孔肌试验、腰大肌试验可为阳性,直肠指诊右前方可有压痛,阑尾周围脓肿存在时可触及包块,需立即行阑尾切除术或腹腔脓肿引流术。

【护理评估】

(一)术前评估

1.生命体征及意识状态,有无周围循环衰竭、感染性休克等表现。

2.腹痛的性质、部位、持续时间,有无腹膜刺激征,有无寒战、高热和黄疸。

3.体重、营养状况,有无消化道症状。

4.辅助及实验室检查情况,如腹部B超、血常规等。

5.重要脏器功能及既往史、过敏史。

6.心理及社会支持状况。

(二)术后评估

1.生命体征及意识状态,有无周围循环衰竭、感染性休克等表现。

2.进食及营养状况。

3.腹痛的性质、部位、持续时间,腹膜刺激征变化,消化道反应。

4.各项检查、化验结果的变化。

5.心理状态变化。

6.药物治疗的效果及副作用。

7.各种引流管、切口愈合及敷料情况。

8.有无并发症发生。

【护理诊断】

①腹痛;②体温过高;③潜在并发症:弥漫性腹膜炎、切口感染、出血、粘连性肠梗阻、阑尾残株炎、粪瘘等;④健康知识缺乏。

【护理措施】

(一)术前护理

1.尚未明确诊断前禁用止痛药物,以免误诊而延误治疗。根据医嘱应用抗生素。

2.无休克的情况下取半卧位,禁饮食。

3.密切观察腹痛的部位、性质。

4.妊娠早期如合并阑尾炎,一般症状不明显,轻者可保守治疗,但在密切观察腹痛的同时,应注意有无宫缩及阴道流血,如出现上述情况,可能为先兆流产,应及时请医师会诊。如妊娠期间需手术治疗,应肌注黄体酮40mg,每日1次,防止流产。

5.遵医嘱进行术前各项检查及化验。嘱患者排空膀胱,以免尿潴留或术中损伤膀胱。

(二)术后护理

1.了解术中情况,监测生命体征。平卧6小时后如生命体征平稳改半卧位。

2.单纯阑尾炎患者肠蠕动恢复后开始进流质饮食。阑尾穿孔与腹膜炎者暂禁饮食3~5天,给予静脉输液,待肠蠕动恢复后再进饮食。术后1周内禁食易产气食物。

3.早期下床活动,避免肠粘连。根据病情逐渐增加活动量。

4.阑尾穿孔、坏疽术后,保持腹腔引流通畅。

5.妊娠合并阑尾炎者,密切观察先兆流产的征象。

6.按医嘱应用抗生素。

7.观察切口及敷料情况。

8.并发症的观察及处理

(1)出血:表现为腹痛、腹胀、失血性休克等。应在输血补液的同时做好手术止血的准备。

(2)切口感染:表现为术后2~3天发热,切口胀痛或反跳痛,局部红肿、压痛等。可先行试穿抽出脓液或拆除切口缝线,放置引流管,定期换药,遵医嘱应用抗生素。

(3)粘连性肠梗阻:早期手术、术后早期下床活动可有效预防该并发症。病情较重者可行手术治疗。

(4)阑尾残株炎:阑尾残端保留长度超过1cm时,术后残株可炎症复发,表现为阑尾炎症状。需根据病情行手术治疗。

(5)粪瘘:较少见。粪瘘发生时如已局限化可表现为类似阑尾周围脓肿的临床表现,经保守治疗一般可闭合自愈。

【护理评价】

1.疼痛是否减轻。

2.体温是否降至正常。

3.炎症是否得到有效的控制。

4.并发症是否得到预防或及时发现。

【健康教育】

1.饮食上应进食软、易消化普食,忌生冷饮食。避免暴饮暴食。

2.术后早期下床活动,预防肠粘连。

3.若出现腹痛、腹胀,停止排气、排便,恶心、呕吐及时到医院就诊。

第六节　肠梗阻

肠内容物不能正常、顺利通过肠道称为肠梗阻,是常见的外科急腹症之一。发病后不但可引起肠管本身解剖和功能的改变,并可导致全身性的生理紊乱,可出现腹痛、呕吐、腹胀、肛门停止排便排气等症状。临床表现复杂多变,病情变化比较快,在临床外科中具有特殊的重要性。

【护理评估】

(一)非手术治疗评估

1.详细询问病史,了解患者的症状和体征及其动态变化。了解发病的原因和诱发因素,特别是过去的外科疾病、手术史及目前用药。

2.评估患者及其家属对疾病的反应和认识。

3.胃肠减压情况。

4.各种检查及化验结果。有无慢性基础疾病。

(二)术后评估

1.了解患者的麻醉方式、术中情况及手术名称。

2.术后生命体征,引流管的放置及治疗效果。

3.营养及饮食情况。

4.有无术后肠梗阻、感染、肠瘘等并发症。

【护理问题】

①体液不足;②疼痛;③潜在并发症:肠坏死、休克、腹腔感染、肠瘘等;④健康知识缺乏。

【护理措施】

(一)非手术治疗的护理

1.禁食,胃肠减压。口服液状石蜡(有胃管者给予胃管内注入,注入后夹管半小时)。

2.无休克者可取半卧位。

3.禁食期间,严格记录出入量,静脉补充液体及营养,纠正水、电解质紊乱和酸碱失衡。

4.密切观察生命体征及腹部症状的变化。了解有无脱水及休克症状,如发生绞窄性肠梗阻应立即手术。

5.给予心理护理,减轻焦虑。

(二)术后护理

1.病情观察:密切观察生命体征的变化。监测腹部体征。

2.卧位:全麻清醒后取半卧位。

3.管道护理:做好胃肠减压及腹腔引流管护理。

4.切口护理:观察腹部切口有无渗血、渗液及感染征象,如有渗血应及时换药。

5.活动:鼓励患者早期活动,预防皮肤并发症及肠粘连的发生。

6.饮食:禁食期间遵医嘱给予营养支持,注意补液原则。观察尿量,维持水、电解质平衡。肠蠕动恢复以后,可进食少量流汁,根据患者情况逐渐过渡为半流质至普食。

7.并发症的观察及护理:如术后出现腹部胀痛、持续发热、白细胞计数增高,腹壁切口红肿或腹腔引流管周围流出粪臭味液体时应警惕腹腔内切口感染及肠瘘的可能。

【护理评价】

1.体液不足是否改善,有无水、电解质紊乱及酸碱失衡。

2.腹痛是否在获得适当的处理后减轻。

3.有无并发症:肠梗阻、肠瘘、腹腔感染,是否得到及时发现处理。

【健康教育】

1.注意饮食卫生,多吃易消化的食物,少食多餐,避免暴饮暴食。

2.避免腹部受凉或饭后剧烈活动;保持大便通畅。

3.有腹痛等不适时要及时就诊。

第七节 大肠癌

结肠癌和直肠癌统称为大肠癌,发病率有逐年上升趋势,在我国大肠癌是前五位常见的恶性肿瘤之一,发病年龄多在中年以后。

结肠癌患者最早出现的症状是排便习惯和粪便性状改变,可出现大便带血、脓血便等,还可出现腹痛、肠梗阻及贫血、消瘦、低热等全身症状。常采用结肠癌根治术。

直肠癌多发生在腹膜返折以下的直肠壶腹部,临床表现为直肠刺激症状、黏液血便、肠腔狭窄,晚期可侵犯前列腺、膀胱及肝转移。常用的经典手术方式为腹会阴联合直肠癌切除术(Miles 手术)、经腹腔直肠癌切除术(Dixon 手术)。

【护理评估】

(一)术前评估

1.患者对疾病的认识、心理反应,患者对癌肿以及造口的心理承受能力。

2.既往是否有溃疡性结肠炎、腺瘤病史,患者的饮食、生活习惯等。

3.大便习惯改变,腹泻、便秘、大便带血、黏液、脓液的情况。

4.各种检查及化验结果,如凝血功能、CEA、大便隐血试验、直肠指检、B超、内镜检查等。

5.对手术的耐受力,如营养状况,有无消瘦、贫血。

(二)术后评估

1.麻醉、手术方式,术中输血、补液情况。

2.生命体征及意识状态。

3.切口愈合和敷料情况,各种引流管情况。

4.胃肠道功能恢复情况,进食及营养状态,人工肛门情况。

5.各项化验及检查结果。

6.有无术后并发症的发生。

【护理问题】

①焦虑;②疼痛;③体温过高;④潜在并发症:出血、感染、吻合口瘘;⑤营养失调:低于机体需要量;⑥健康知识缺乏。

【护理措施】

(一)术前护理

1.心理护理:尽量满足患者的要求,安慰鼓励患者,消除忧虑,稳定患者的情绪,争取患者的配合。对拟行结肠造口的患者应耐心解释人工肛门的必要性,并说明通过一段时间的训练后可自主排便,不会影响正常生活。

2.保证休息:注意卧床休息,劳逸结合,避免过度劳累,保持心情愉快。

3.饮食指导:根据医嘱进食营养丰富的易消化饮食,忌酒及刺激性食物;鼓励患者多饮水多吃水果,增加热量,纠正贫血、改善全身营养状态。如伴有肠梗阻、腹痛等情况,根据医嘱暂禁饮食,行胃肠外营养。

4.肠道术前准备:术前3天进流质饮食,口服甲硝唑和庆大霉素(每6~8小时一次)。术前1天给予硫酸镁或和爽导泻,术前1天晚和手术日晨行清洁灌肠,以保证肠腔清洁。

5.协助完成各项术前检查:如肠镜、直肠指诊、CT等。

(二)术后护理

1.了解手术方式和术中情况。严密观察生命体征的变化,待血压平稳后改半卧位。

2.做好各种引流管的护理。保持各引流管有效引流并定时挤压引流管,记录引流液的颜色、性质和量。

3.协助患者按时翻身,做好皮肤护理,按摩并活动肢体,保持血运,防止静脉血栓。鼓励患者深呼吸,协助患者有效咳嗽排痰,预防肺部并发症。

4.抗感染,输液,补充电解质,必要时输血浆、全血以改善营养状况。

5.术后常规禁饮食,观察患者肠蠕动恢复情况及排气时间,排气后拔除胃管,进流质饮食逐渐过渡至普食。

6.结肠造口的护理

(1)造口开放前:用凡士林或生理盐水纱布外敷造口,注意敷料渗湿后及时更换,观察有无肠段回缩、出血、坏死。

(2)保护腹壁切口:开放造口后取侧卧位,用塑料薄膜将腹壁切口与造口隔开,避免粪便污染腹壁切口。

（3）正确使用造口袋：选择合适的造口袋，用弹性腰带固定。当造口袋内充满 1/3 排泄物时应及时更换，可自备 3～4 个造口袋用于更换。

（4）饮食指导：养成规律的进餐习惯，注意饮食卫生，避免进食刺激性、易产气、粗糙或粗纤维食物。避免进食引起腹泻或便秘的食物。

（5）指导患者学会自我监测，注意预防造口回缩、狭窄、脱垂、坏死或感染等并发症。

7. 预防及处理常见并发症。切口感染、吻合口瘘、造口旁疝。

【护理评价】

1. 患者营养状况是否改善，有无水、电解质及酸碱平衡失调。

2. 症状是否在术后减轻或消失。

3. 有无并发症，如术后出血、吻合口瘘等。

4. 结肠造口术后患者是否掌握自我监测及护理措施，有无良好的社会适应性。

【健康教育】

1. 注意饮食卫生，多吃易消化的食物，少食多餐，避免暴饮暴食。

2. 避免饭后剧烈活动。

3. 教会患者自行管理人工肛门。

4. 定期复查，进行化疗。

第八节　肝硬化

肝硬化是一种常见的、不同病因引起的慢性肝病。其病理特点为广泛的肝细胞变性和坏死、再生结节形成、纤维结缔组织增生，使正常肝小叶破坏和假小叶形成。临床上分为肝功能代偿期和失代偿期。肝功能代偿期：以乏力和食欲减退为主，患者可参加一般的轻体力工作。但应注意避免劳累、精神紧张，饮食规律，合理搭配营养，并定期随诊。失代偿期主要为肝功能减退（消化道症状、出血倾向和贫血、内分泌紊乱、全身症状）和门静脉高压症（脾大、侧支循环建立和开放、腹水）两大类临床表现。肝性脑病是最严重的并发症，其诱发因素有：上消化道出血、低钾性碱中毒、低血容量与缺氧、使用镇静剂或麻醉药、高蛋白饮食、肾衰竭、感染、便秘、快速大量利尿、放腹水。本节主要讲述失代偿期护理措施。

【护理评估】

1. 有无病毒性肝炎、慢性中毒、肠道感染及胆汁淤滞病史，饮食习惯、饮酒史、长期服药史及职业和工作环境。

2. 体重、饮食及消化情况，有无消化道症状，粪便的颜色及性质。

3. 有无门脉高压失代偿表现（如脾大或伴脾亢，侧支循环建立）及上消化道出血。

4. 皮肤及黏膜情况，有无皮肤瘙痒、黄染、水肿、肝掌、蜘蛛痣或出血点。

5. 有无腹水体征，移动性浊音、腹部膨隆、腹式呼吸减弱等。

6. 有无精神神经症状。

7. 有无出血情况如呕血、便血、皮肤黏膜淤点或淤斑等。

8.有无内分泌失调表现,如男性乳房发育、女性闭经或不孕等。

9.各种检查及化验结果。

10.患者及家属对疾病的认知程度、心理状态及家庭支持情况。

【护理问题】

①营养不良:低于机体需要量;②体液过多(腹水、水肿);③焦虑;④有皮肤完整性受损的危险;⑤潜在并发症:消化道出血、肝性脑病、感染、肾衰竭、电解质紊乱和酸碱失衡;⑥健康知识缺乏。

【护理措施】

(一)一般护理

1.失代偿期应卧床休息,尽量取平卧位,以增加肝肾血流量。卧床期间注意保护皮肤。

2.给予高热量、高维生素、易消化、无刺激的软食,选用优质蛋白。适量脂肪,限制动物脂肪的摄入。有肝性脑病先兆时应暂禁蛋白质摄入,有腹水者应给低盐或无盐饮食。必要时遵医嘱给予静脉补充营养。

3.黄疸可致皮肤瘙痒,应避免搔抓皮肤,定时翻身,使用温水或性质柔和的护肤品清洁皮肤。

4.指导患者遵医嘱按时、按量服药,片剂口服药应研碎服用。肝功能不全或肝性脑病前期症状出现时不能随意应用镇静剂、麻醉剂。便秘者给予缓泻剂,保持大便通畅。

5.观察患者生命体征、意识及尿量变化,定期监测生化指标。

6.肝硬化病程漫长,患者常有消极悲观情绪,应给予精神上安慰和支持,保持愉快心情,安心休养,有助于病情缓解。

(二)症状护理

1.腹水及水肿的护理

(1)大量腹水时取半卧位,以利呼吸。抬高下肢,以减轻下肢水肿。男性患者出现阴囊水肿时可用吊带将阴囊托起。

(2)根据病情给予低盐或无盐饮食,每日液体摄入量不超过1000ml。

(3)保持床铺干燥平整,经常更换体位,避免局部长期受压。

(4)观察患者腹水消退情况,注意有无呼吸困难和心悸表现,准确记录每日出入量,定期测量腹围和体重,协助医师做好腹腔穿刺的护理。

2.上消化道出血的护理参见"上消化道出血"。

【护理评价】

1.患者及家属能否选择符合饮食原则的食物,保证每日所需热量、蛋白质、维生素等营养成分的摄入。

2.患者是否了解减轻水肿的有关措施,能否正确测量和记录出入量、腹围和体重,腹水和皮下水肿及其引起的身体不适有无减轻。

3.能否按计划进行活动和休息,活动后疲乏感有无加重,活动耐力有无增加。

4.皮肤有无破损和感染,瘙痒感是否减轻或消失。

【健康教育】

1.合理安排作息时间,保证充足睡眠。防止便秘,减少有害物质的产生。

2.禁止饮酒、吸烟。指导正确饮食。

3.注意保暖,保持居住环境卫生,防止感染。

4.避免食管静脉曲张破裂的诱发因素,如粗糙食物、剧烈咳嗽、腹压增高等。

5.教会患者正确记录尿量、腹围、体重的方法。

6.严格遵医嘱服药,尽量避免使用对肝脏有损害的药物,学会识别药物的副作用及肝性脑病的前期症状,定期门诊随访。

第九节　原发性肝癌

原发性肝癌是指原发于肝细胞或肝内胆管细胞的癌肿,可发生于任何年龄,以 40～49 岁为最多。起病隐匿,临床表现为肝区疼痛、肝脏肿大,消化道症状,乏力、消瘦等全身症状。可继发肝性脑病、上消化道出血、肝癌结节破裂出血、感染等并发症。以手术治疗为主。

【护理评估】

(一)术前评估

1.肝脏疾病史、致癌物质接触史及饮食习惯,是否进食黄曲霉毒素污染和亚硝胺类食物及酗酒史。

2.家族中有无肝癌及其他癌肿发病史,是否来自肝癌高发区。

3.出现右上腹疼痛不适的时间,何时发现肝大或触及结节、肿块,是否有消化道症状或体重减轻等全身症状。有无发热、放射痛、黄疸、呕血、便血。

4.营养状况,有无水肿、腹水、恶病质。

5.皮肤完整性和患者躯体活动能力。

6.各种化验及检查结果,如甲胎蛋白(AFP)、肝肾功能、电解质、腹部 B 超等。

7.患者及家属对疾病的认知程度、心理状态及家庭支持状况。

(二)术后评估

1.麻醉方式、手术方式和术中输血、输液情况。

2.生命体征,疼痛情况。

3.手术切口愈合、敷料情况。

4.各种引流管道的情况。

5.进食及营养状况。

6.各种检查及化验结果。

【护理问题】

①疼痛;②预感性悲哀;③营养失调:低于机体需要量;④潜在并发症:感染、肝性脑病、上消化道出血、癌肿破裂出血等;⑤健康知识缺乏。

【护理措施】

(一)术前护理

1.进食高热量、适量蛋白、低脂肪饮食,适量补充维生素 B、维生素 C、维生素 K,少量多餐。禁烟酒,有腹水时进低盐饮食。肝性脑病者应禁食蛋白质。

2.根据病情卧床休息,适当活动,避免增加肝脏负担。卧床期间经常改变体位。保持室内空气清新,减少探视,预防感染。

3.术前根据病情进行全身支持和保肝等治疗。

4.遵医嘱使用镇痛剂,指导患者分散注意力可减轻疼痛。肝功能不全者应注意镇痛剂可诱发肝性脑病。

5.监测生命体征及意识状态变化,动态观察大便颜色、性质,肠鸣音、大便潜血、血红蛋白变化。

6.鼓励患者树立战胜疾病的信心,保持心情愉快。对家属给予精神安慰,说明病情变化的可能性,加强与家属的联系。

7.疼痛时遵医嘱给予适量止痛剂,观察止痛效果。

(二)术后护理

1.术后平卧 6 小时后可取半卧位,避免剧烈咳嗽。半肝以上切除者,间歇吸氧 3～4 天。病情允许可协助患者下床活动,循序渐进增加活动量。

2.监测生命体征,注意意识的变化,如有异常,及时通知医师对症处理。

3.术后禁食期间,由静脉补充液体及营养物质。做好口腔护理。在患者肠蠕动恢复、胃管拔除后,进食富含蛋白、热量、维生素及膳食纤维饮食,由流质饮食逐步改为半流质饮食。

4.术后给予保肝、抗炎、营养支持等治疗,适量补充血浆、白蛋白。

5.术后各引流管妥善固定,防止脱出,每天更换引流袋,并观察引流液的性质及量,做好记录。

6.准确记录 24 小时出入量,为预防肝肾综合征的发生提供依据。

7.化疗期间监测血象,若白细胞低于 $4 \times 10^9/L$ 应停止用药,必要时应用升白细胞药物。

8.并发症的观察及处理

(1)出血:观察生命体征、切口敷料、引流管周敷料、胃管、腹腔引流管、尿量、皮肤温度、血常规等情况,怀疑出血者应积极做好手术止血准备。

(2)肝性脑病。密切注意肝性脑病的早期征象,有无行为异常,观察患者思维及认知的改变,有无意识障碍,监测并记录生命体征的变化。

(3)膈下积液或脓肿:观察体温、白细胞计数、腹部体征、腹腔引流情况。

【护理评价】

1.患者能否正确面对疾病、手术和预后。

2.患者疼痛是否减轻或缓解。

3.患者营养状况是否改善,体重是否平稳或有所增加。

4.患者意识是否清楚,生命体征是否平稳,循环容量是否充足,有无少尿或无尿。

【健康教育】

1.保持良好的心理状态,养成良好的生活习惯。

2.进食易消化、高热量、高维生素、低脂肪饮食,戒烟酒等。伴有水肿、腹水者应严格控制出入水量,限制食盐摄入量。保持大便通畅。

3.遵医嘱服用保肝药物,禁用对肝脏有损害的药物。

4.避免重体力劳动。

5.定期复查。

第十节　胆石症及胆囊炎

胆石症是指胆道系统(包括胆囊和胆管)的任何部位发生结石的疾病。多数学者认为胆石症主要与胆道感染和代谢异常等因素有关。胆石症分为胆囊结石、胆总管结石、肝内胆管结石。胆石症常伴有炎症。临床表现为腹痛、恶心、呕吐、发热,有时伴有黄疸。胆囊结石常与胆囊炎同时存在,胆囊炎的反复发作是胆结石形成的重要致病因素和促发因素。目前采用的手术方式有胆囊切除＋胆总管切开取石＋T管引流术,或腹腔镜胆囊切除术。

【护理评估】

(一)术前评估

1.生命体征。

2.腹痛的诱因、部位、性质、程度,有无放射痛及腹膜刺激征。

3.有无食欲减退、恶心、呕吐、贫血、黄疸、发热、腹水等。

4.饮食及营养状况,生活方式和饮食习惯。

5.胆道系统特殊检查及重要脏器功能状态。

6.心理及社会支持状况。

(二)术后评估

1.麻醉方式、手术方式、术中用药及补液情况。

2.生命体征、意识状态、疼痛情况。

3.手术切口愈合及敷料情况。

4.各种引流管的情况。

5.进食及营养状态改变情况。

6.各种检查及化验结果,黄疸消退情况。

【护理问题】

①疼痛;②体温过高;③营养失调:低于机体需要量;④潜在并发症:感染、胆瘘、胆道出血;⑤健康知识缺乏。

【护理措施】

(一)术前护理

1.参见"普外科一般护理常规"。

2.缓解疼痛,遵医嘱给予解痉止痛药物。但应避免使用吗啡,因吗啡有收缩胆总管的作用,可加重病情。

3.改善和维持营养状态,指导患者进食高蛋白、高碳水化合物、高维生素、低脂的普食或半流质饮食。或根据病情行静脉营养以维持水电解质平衡。

4.急性发作期卧床休息,有腹膜炎症状时取半卧位。

5.遵医嘱应用抗生素预防和控制感染,并给予保肝、营养支持治疗。

6.注意观察急性发作患者的生命体征、尿量及腹痛情况,注意患者皮肤黄染及粪便颜色变化,以确定有无胆管梗阻。若出现生命体征改变,如体温明显升高、呼吸急促、脉搏增快、血压下降、意识障碍等,应警惕急性重症型胆管炎、感染性休克的发生。若腹痛加重伴腹膜刺激征,出现黄疸或黄疸加重,提示感染严重。应监测血常规及有关生化指标,及时采取措施。

(二)术后护理

1.麻醉清醒、生命体征平稳后取半卧位。术后当天可在床上活动四肢,根据术后恢复情况鼓励早期下床活动,逐渐增加活动量。

2.监测生命体征,尤其是心率和心律的变化,如有异常及时通知医师。观察患者意识状态恢复情况。

3.做好 T 管及其他引流管的护理。观察有无出血和胆汁渗出,包括量、速度、有无休克征象。胆囊造瘘者应密切观察其引流液性质和量并保持通畅。

4.禁饮食期间,静脉补充液体,维持水、电解质平衡。肠蠕动恢复、胃管拔除后可进流质饮食,逐渐改为少油腻、低脂、富含维生素、易消化饮食。

5.做好基础护理,协助指导患者在卧床期间按时翻身,指导患者正确咳嗽咳痰及深呼吸。

6.鼓励患者保持乐观情绪。

【护理评价】

1.患者对疼痛的缓解是否满意,有无疼痛的症状和体征。

2.体温是否恢复正常。

3.水、电解质、酸碱平衡紊乱是否得到纠正。

4.营养状况是否改善,体重是否增加或得到控制。

5.切口及引流管口有无感染,血常规检查各项指标是否正常。

6.患者心态是否平稳,能否配合治疗及护理。

7.并发症是否得到预防、及时发现和处理。

【健康教育】

1.注意休息,保持良好的心境,适当进行体育锻炼,增强抵抗力。肥胖者应适当减肥。

2.选择低脂、高热量、高蛋白、高维生素、易消化饮食,忌油腻、刺激性食物及饱餐。烹调方式以蒸煮为宜,少吃油炸类食品。忌烟、酒。

3.带 T 形管出院者,指导患者学会自我护理,并告知拔管时间。

4.按时服药,定期复查,一旦出现腹痛、黄疸、消化不良等情况,立即到医院就诊,以免延误病情。

第四章 呼吸系统疾病护理

第一节 支气管哮喘

支气管哮喘(简称哮喘)是由多种细胞(如嗜酸性粒细胞、肥大细胞、T细胞、中性粒细胞、气道上皮细胞等)和细胞成分参与的气道慢性炎症性疾病。临床表现为反复发作性的喘息、呼气性呼吸困难、胸闷或咳嗽等,常于夜间和(或)清晨发作、加重,部分患者可自行缓解或经治疗后缓解。

【护理评估】

1.既往史及有无哮喘家族史。

2.发病的诱因及是否接触致敏原。

3.咳嗽,痰液的颜色、性质、量和黏稠度。

4.呼吸困难的程度,是否有哮鸣音。

5.生命体征、意识状态。

6.各项检查及化验结果,如肺功能测定、致敏原检测、痰液检查、动脉血气分析等。

7.药物治疗的效果及副作用,各种吸入剂和糖皮质激素的应用。

8.心理状况。

【护理问题】

①呼吸困难;②清理呼吸道无效;③潜在并发症:自发性气胸、呼吸衰竭、肺心病;④健康知识缺乏。

【护理措施】

(一)一般护理

1.环境安静,避免接触致敏源,减轻或消除精神刺激对患者情绪的影响,保证充分休息。给予营养丰富、清淡的饮食。多吃水果和蔬菜,忌食诱发哮喘的食物,如鱼、虾及蛋类。鼓励患者每天饮水2500~3000ml以稀释痰液。哮喘发作时勿进食。

2.了解患者生活、家庭及工作环境,观察发作诱因及饮食习惯,以便查找致敏源。根据哮喘发作的规律制定作息时间。

3.发作时帮助患者取舒适坐位或半坐卧位,更换衣物,保持皮肤干爽,预防感冒。

4.急性发作期,医护人员态度要沉着冷静,给患者以安全感。缓解期患者会产生焦虑、悲观的情绪,医护人员及家属应多与患者交流,帮助患者维持乐观、愉悦的心情。

5.遵医嘱给予鼻导管或面罩吸氧。严重发作、经一般药物治疗无效时应做好机械通气的准备。

(二)症状护理

1.哮喘发作时给予氧疗。呼吸困难严重者给予高浓度面罩氧气吸入,观察吸氧效果。

2.密切观察发作先兆,如胸部发紧、呼吸不畅、喉部发痒、干咳、精神紧张等,此时可给予少量解痉剂,以制止哮喘发作。发作时遵医嘱迅速用药,注意观察药物疗效及不良反应。注意慎用吗啡和大量镇静剂,以免抑制呼吸。

3.哮喘急性发作时应根据其分度进行综合治疗,合理应用 β_2 受体激动剂和糖皮质激素尽快解除气道阻塞,纠正低氧血症,恢复肺功能,预防哮喘进一步加重或再次发作,防止并发症。同时应注意以下几点:

(1)及时纠正脱水,嘱患者多饮水,必要时静脉补液。注意控制输液速度,以免引起心功能不全。

(2)纠正呼吸性酸中毒,注意监测血气分析,及时纠正呼衰和代谢紊乱。

4.注意观察有无自发性气胸、呼吸衰竭、肺心病等并发症。

【护理评价】

1.患者情绪是否稳定。

2.呼吸频率、节律是否平稳。

3.能否选择合适的排痰方法排出痰液。

4.能否正确使用雾化吸入器。

【健康教育】

1.指导患者认识哮喘发作的先兆征象,如鼻、咽痒,干咳,打喷嚏,胸闷等。

2.避免接触刺激性气体,如烟雾、灰尘、油烟。

3.居室内禁放鲜花,禁养猫、狗等宠物。

4.缓解期加强体育锻炼,提高机体免疫力,但应注意避免剧烈运动。

5.积极预防上呼吸道感染,劳逸结合。

6.指导患者正确使用气雾喷雾器。

第二节　支气管扩张

支气管扩张是指直径大于 2mm 中等大小的近端支气管由于管壁的肌肉和弹性组织破坏引起的异常扩张。临床特点为长期咳嗽、咳大量脓痰和(或)反复咯血。多于儿童或青年期起病。

【护理评估】

1.导致支气管扩张的基础疾病,如支气管肺炎、肿瘤、先天发育不良等。

2.咳嗽、咳痰情况,痰液的量、性质、颜色和气味。

3.咯血量及性质。

4.营养状况及饮食摄入量。

5.有无慢性感染中毒症状,如发热、消瘦、贫血。

6.各种检查及化验结果,如血常规、肺功能、肺部 CT、纤维支气管镜等。

7.药物治疗效果及副作用。

8.家庭支持状况。

【护理问题】

①有窒息的危险;②有大咯血的危险;③体温过高;④营养不良:低于机体需要量;⑤健康知识缺乏;⑥焦虑。

【护理措施】

(一)一般护理

1.给予高蛋白、高热量、高维生素、多纤维素的饮食。禁食刺激性食物,减少用力,避免剧烈咳嗽及便秘。鼓励患者每天饮水 1500ml 以上,可以稀释痰液。大咯血时禁食。

2.取舒适卧位,平卧时头偏向一侧或患侧在上行体位引流。

3.保持患者情绪稳定,消除恐惧与顾虑,防止情绪波动再次咯血。适当应用镇静剂。慎用镇咳剂或抑制呼吸中枢的药物。

4.遵医嘱合理使用抗生素,并观察疗效和不良反应。

5.备好抢救用品、气管切开包、吸引器,必要时行交叉配血试验。

6.遵医嘱应用抗生素及止血药物,注意观察药物疗效及副作用。

(二)症状护理

1.顽固性咳嗽者,保持室内适宜温湿度,减少患者与刺激物的接触,必要时给予止咳祛痰剂。

2.咳大量脓痰者

(1)根据不同病变部位每日定时体位引流,并在饭前进行。认真观察并正确记录每日引流出的痰量、性质。

(2)体位引流前给予雾化吸入,引流后用淡盐水漱口,保持口腔清洁,增加食欲。

3.咯血的护理

(1)绝对卧床休息。

(2)给予心理安慰,使患者保持镇静,解除恐惧。鼓励患者将血咯出,不要屏气,保持呼吸道通畅,防止窒息。

(3)注意观察有无咽痒、发干、胸闷、心悸、面色苍白、头晕等大咯血先兆。有异常及时通知医师,必要时采取抢救措施。

4.大咯血的护理

(1)取患侧舒适卧位,并轻轻拍背。及时清理口腔内的血块。

(2)应用止血药,注意观察用药效果和不良反应的发生。

(3)密切观察血压、心率变化,监测有无失血性休克发生。

5.大咯血窒息的处理

(1)密切观察患者有无胸闷、烦躁不安、气急、面色苍白、口唇发绀、大汗淋漓等窒息症状。

(2)出现窒息征象时应立即取头低脚高俯卧位,头偏向一侧,轻拍背部以利于血块排出,迅速挖出或吸出口、咽喉、鼻部血块。无效时立即行气管插管或气管切开,解除呼吸道阻塞。

(3)迅速高流量给氧,快速应用止血药物和呼吸兴奋剂,必要时输血。

(4)清醒患者做好心理护理。

【护理评价】

1.患者生命体征是否平稳,护士能否及时发现大咯血或休克征象并采取急救措施。

2.患者呼吸道是否通畅,能否排出痰液或血块。

3.患者精神状态是否稳定。

【健康教育】

1.避免呼吸道感染和刺激。戒烟、酒。

2.补充营养,加强锻炼或接受人工被动免疫。

3.注意保暖,冬季外出时戴好口罩。

4.使患者了解坚持体位引流的意义和目的。

5.保持心情愉悦,参加适当的文体活动。

第三节　气　胸

气胸是指胸膜腔内积气。分为闭合性、开放性、张力性三种。临床表现为胸闷、呼吸困难、发绀、纵隔向健侧移位及伤侧呼吸音减弱等。张力性气胸常有休克、重度呼吸困难、发绀、颈部皮下及纵隔气肿明显。

自发性气胸是指在没有创伤和人为因素下,因肺部疾病使肺组织和脏层胸膜自发破裂,或靠近肺表面的肺大疱、细小肺泡自发破裂,肺及支气管内空气进入胸膜腔所引起的气胸。

【护理评估】

(一)术前评估

1.受伤经过、时间,有无昏迷、恶心呕吐病史。

2.生命体征是否平稳,有无意识障碍、呼吸困难、发绀、休克等。

3.疼痛、骨折、伤口的部位、性质。

4.呼吸的频率、节律、深度;有无咳嗽、咳痰、咯血及呼吸音的变化。有无气管偏移和反常呼吸。

5.有无复合外伤及皮肤有无损伤。

6.各项检查及化验结果,如动脉血气分析、胸片等。

7.心理状态。

(二)术后评估

1.麻醉、手术方式,术中出血、补液、输血情况。

2.生命体征,血氧饱和度,疼痛情况。

3.咳嗽咳痰。两肺呼吸音情况,痰液的性状。

4.切口、引流管口敷料情况,胸腔闭式引流情况。

5.各项检查及化验结果,如动脉血气分析、血常规、胸片、CT 等。

【护理问题】

①疼痛;②呼吸困难;③活动无耐力;④潜在并发症:出血、感染、肺不张、休克、心脏压塞、纵隔气肿等;⑤健康知识缺乏。

【护理措施】

(一)一般护理

1.做好心理护理,消除患者的恐惧情绪,耐心倾听患者诉说。

2.保持病室安静,空气新鲜,阳光充足。

3.患者取半卧位,绝对卧床休息,减少不必要搬动,避免用力咳嗽,以免加重气胸。休克者取中凹卧位。

4.监测生命体征,注意是否有其他合并伤并立即抢救。保持呼吸道通畅,给予氧气吸入。

5.饮食以高维生素、粗纤维食物为宜,预防便秘。需手术治疗者应禁食、水。

6.做好手术前准备。备皮、合血、术前宣教等。

(二)症状护理

1.剧烈咳嗽时遵医嘱给予止咳剂,剧烈胸痛时给予止痛剂,观察用药效果及副作用。

2.遵医嘱应用敏感的抗生素。

3.监测生命体征,密切观察患者的呼吸频率、节律、深度和呼吸困难的程度。如发现患者呼吸困难进行性加重、有窒息感、发绀明显或血压下降、脉细速等表现时,立即通知医师。

4.配合医师做好胸腔抽气减压或行胸腔闭式引流,效果不佳者可行外科治疗。

5.观察有无脓气胸、血气胸、纵隔气肿、皮下气肿、呼吸衰竭等并发症。

(三)胸腔闭式引流术后护理

1.患者清醒后取半卧位,鼓励患者咳嗽、促使肺复张。

2.观察有无出血倾向。

3.进行呼吸治疗,术后第 1 天开始给予雾化吸入、叩背咳痰,指导患者做深呼吸、吹气球等,预防术后肺不张。

4.清醒后可进流质饮食,次日进普食,应进食易消化、高蛋白、高营养、富含维生素及纤维素饮食。

5.适当给予镇痛剂,保证患者休息。

6.遵医嘱应用抗生素、止咳镇痛剂等,观察用药效果及副作用。

【护理评价】

1.患者胸痛是否减轻。

2.患者呼吸频率、节律是否平稳。肺复张是否良好。

3.胸腔闭式引流管是否通畅,引流液的颜色、性质、量的改变是否正常。

4.患者及家属能否了解气胸的有关预防知识。

【健康教育】

1.预防上呼吸道感染,避免剧烈咳嗽。适当体育锻炼,避免剧烈运动。

2.保持大便通畅,避免用力屏气,平时多吃粗纤维食物。

3.引流管放置期间,活动时注意幅度不要太大,以免导管脱出。

4.气胸痊愈后,三个月内避免抬举重物,避免屏气用力,预防复发。

5.坚持呼吸锻炼,改善肺功能。一旦出现胸痛、呼吸困难立即到医院救治。

第四节　肺　炎

肺炎是肺实质(包括终末气道、肺泡腔和肺间质等)的炎症。可由多种病原体、理化因素、免疫损伤、过敏及药物所致。临床以肺炎球菌肺炎最常见,其临床起病急骤,以高热、寒战、咳嗽、咳铁锈色痰和胸痛为主要特征。

【护理评估】

1.体温、脉搏、呼吸及血压的变化。

2.咳嗽、咳痰的程度和性质,痰液的量及性质,呼吸音的变化。

3.有无伴随症状,如胸痛、呼吸困难、全身酸痛、恶心、呕吐、食欲下降等。

4.精神神经情况,有无意识模糊、烦躁不安等。

5.各项检查及化验结果,如血常规、痰培养、胸片等。

6.药物治疗效果及副作用。

【护理问题】

①体温过高;②清理呼吸道无效;③胸痛;④潜在并发症:感染性休克;⑤健康知识缺乏。

【护理措施】

(一)一般护理

1.做好心理护理,消除患者烦躁、焦虑、恐惧的情绪。

2.保持病室内空气新鲜,阳光充足,每日定时通风换气。有条件者可用湿化器,室内温度在18~20℃,湿度50%~70%。

3.给予高蛋白、高热量、富含维生素、易消化的饮食,避免刺激性和产气的食物。

4.正确留取痰标本,取样要新鲜,送检要及时,标本容器要清洁、干燥。

5.严密观察病情,注意患者的体温、脉搏、呼吸、血压、意识等变化。观察咳痰的量、性质,呼吸困难的类型,胸闷气短的程度。

（二）症状护理

1.咳嗽、咳痰的护理

（1）鼓励患者足量饮水,每天饮水 2～3L。

（2）指导患者有效咳嗽、咳痰。

（3）遵医嘱给予祛痰药和雾化吸入。

（4）无力咳痰者可行机械吸痰,并严格执行无菌操作。

2.胸痛的护理

（1）协助患者取舒适卧位,如患侧卧位。遵医嘱给予镇咳剂。注意防止坠床、跌倒。

（2）避免诱发及加重疼痛因素。

（3）指导患者使用放松技术或分散患者注意力。

3.高热的护理

（1）卧床休息以减少氧耗量,注意保暖,避免受凉。

（2）加强口腔护理,去除口腔异味,使口腔舒适,既可增加食欲又能预防感染。

（3）寒战时注意保暖,以逐渐降温为宜,防止虚脱。

（4）遵医嘱给予抗生素,注意药物疗效及副作用。

（5）做好皮肤护理,出汗多时应及时擦干并更换衣物,保持皮肤干燥。

4.感染性休克的护理

（1）取仰卧中凹位,保持脑部血液供应。

（2）密切观察意识状态、基础生命体征、尿量、皮肤黏膜色泽及温湿度、出血倾向。

（3）遵医嘱给予高流量氧气吸入。

（4）迅速建立两条静脉通道,以补充血容量,保证正常组织灌注。

（5）遵医嘱给予有效抗生素,并观察疗效及有无不良反应。

【护理评价】

1.患者体温是否恢复正常。

2.患者能否排出痰液。

3.呼吸频率、节律是否平稳。

4.胸痛是否改善。

【健康教育】

1.积极预防上呼吸道感染,如避免受凉、过度劳累。天气变化时及时增减衣服,感冒流行时少去公共场所。

2.减少异物对呼吸道刺激,鼓励患者戒烟。

3.适当锻炼身体,多进食营养丰富的食物。保持生活规律、心情愉快,增强机体的抵抗力。

4.慢性病、长期卧床、年老体弱者,应注意经常改变体位、翻身、叩背,咳出痰液,有感染迹象时及时就诊。

第五节　肺结核

　　肺结核是由结核杆菌侵入人体引起的肺部慢性感染性疾病。我国将肺结核分为 5 型,即Ⅰ型(原发性肺结核)、Ⅱ型(血行播散型肺结核)、Ⅲ型(浸润型肺结核)、Ⅳ型(慢性纤维空洞型肺结核)、Ⅴ型(结核性胸膜炎)。临床上常有低热、盗汗、消瘦、乏力等全身症状及咳嗽、咯血等呼吸道症状。抗结核化学药物治疗的原则是早期、联合、适量、规律和全程。

　　【护理评估】

　　1.有无咳嗽、咳痰、胸痛、咯血等症状。

　　2.有无乏力、午后低热、食欲减退、体重减轻和夜间盗汗等全身中毒症状。

　　3.有无结核患者接触史。了解患者的生活条件、生活环境。

　　4.进食及营养状态。

　　5.检查及化验结果,如血常规、痰培养,胸片、CT 等。

　　6.抗结核药物治疗效果及副作用。

　　【护理问题】

　　①体温过高;②营养不良:低于机体需要量;③清理呼吸道无效;④有大咯血的危险;⑤抗结核药物观察;⑥健康知识缺乏。

　　【护理措施】

　　(一)一般护理

　　1.活动期或咯血时卧床休息,恢复期患者可以参加户外活动和适当体育锻炼。

　　2.进高蛋白、高热量、高维生素、富含钙质食物。

　　3.了解患者服药情况,询问患者用药后的不良反应,发现异常,及时与医师联系。

　　4.宣传结核病知识,采取呼吸道隔离措施,控制传染源,切断传播途径。

　　5.易产生悲观情绪。出现大咯血时,患者会感到紧张、恐惧。耐心细致的做好解释工作,使患者建立信心,积极配合治疗。

　　(二)症状护理

　　1.遵医嘱给予止咳祛痰药。喉痒时可用局部蒸汽湿化。痰多时采取体位引流,憋喘者可吸氧。

　　2.监测体温变化,卧床休息,多饮水,必要时给予物理降温或遵医嘱给予小剂量解热镇痛药。及时擦身,更换衣服,避免衣被过厚。

　　3.胸痛者采取患侧卧位,遵医嘱给予止痛药。

　　4.注意观察有无自发性气胸、呼吸衰竭、肺心病等并发症,有无听神经损害及肝肾功能改变。

　　【护理评价】

　　1.患者情绪是否稳定,营养是否改善,体重是否增加。

2.能否选择合适的排痰方法排出痰液,正确及时留取痰标本。

3.是否掌握正确的服药方法。

4.是否掌握正确的消毒隔离措施。

【健康教育】

1.宣传消毒隔离的方法,预防传染;严禁随地吐痰,不要面对他人咳嗽或打喷嚏。尽可能和家人分餐、分床、分碗、分筷、分毛巾等。

2.指导患者合理安排生活,保证睡眠和休息时间。注意营养搭配和饮食调理,增加机体抗病能力,避免复发。

3.向患者宣传坚持用药五大原则。介绍有关药物的剂量、用法,取得患者及家属的主动配合。定期复查,以便调整治疗方案。

第六节　原发性支气管肺癌

原发性支气管肺癌简称肺癌,是最常见的肺部原发性恶性肿瘤,起源于支气管黏膜或腺体,常有区域性淋巴转移和血行播散。临床表现与其部位、大小、类型、发展阶段、有无并发症和转移有密切关系。由原发肿瘤引起的症状有咳嗽、咯血、喘鸣、胸闷气短、体重下降、发热。肿瘤局部扩散可出现胸痛、呼吸困难、咽下困难、声音嘶哑、上腔静脉阻塞综合征等。

【护理评估】

(一)术前评估

1.有无阵发性刺激性干咳。

2.咯血的量、颜色、性质。

3.有无面色苍白、大汗淋漓、濒死感等窒息先兆。

4.生命体征是否稳定,血氧饱和度情况,有无肺部感染。

5.进食及营养状态,有无贫血、低蛋白血症。

6.各项检查及化验结果,如肝肾功能、电解质,肺 CT、肺功能检查、痰脱落细胞学检查等。

7.患者及家属的心理状态。

(二)术后评估

1.麻醉、手术方式,术中出血、输血、补液情况。

2.生命体征,血氧饱和度。

3.呼吸音、咳嗽咳痰及痰液的性状。

4.切口、管周敷料情况,胸腔闭式引流。

5.药物治疗的效果及副作用。

【护理问题】

①疼痛;②体温过高;③有窒息的危险;④呼吸困难;⑤营养不良:低于机体需要量;⑦潜在并发症:感染、心律失常、支气管胸膜瘘、肺水肿、急性呼吸窘迫综合征、肺不张;⑧焦虑、恐惧;

⑨健康知识缺乏。

【护理措施】

(一)一般护理

1.环境安静,体位舒适,充分休息。

2.监测生命体征,注意血氧饱和度变化,患者有无憋喘、发绀等情况出现。

3.观察咳嗽、咳痰、咯血情况。

4.做好心理护理,减轻其焦虑、恐惧心理,帮助患者建立起良好的社会支持系统。

5.给予高蛋白、富含维生素、高热量、易消化饮食。化疗期间饮食宜少量多餐,避免过热、粗糙、酸辣等刺激性食物,多饮水。

(二)症状护理

1.鼓励患者咳痰。咯血患者鼓励其将血轻轻咯出,避免窒息。

2.癌痛患者遵医嘱应用止痛药物,因咳嗽引起疼痛者可适当使用镇咳剂。

3.呼吸困难时给予氧气吸入,憋喘伴胸腔积液者可胸穿抽液。

4.化疗患者注意保护和合理使用静脉血管。注意观察放化疗的副作用,如胃肠道反应、骨髓抑制等。白细胞减少者应注意防止交叉感染。

5.正确采集痰液、胸水或活组织标本,及时送检。

(三)术后护理

1.卧位:肺叶切除术清醒后半卧位,鼓励患者咳嗽,促使肺复张。全肺切除术后避免完全侧卧位,以免引起纵隔移位,大血管扭曲,导致呼吸、循环异常。

2.胸腔闭式引流管护理:30～60分钟挤压1次引流管,记录每小时的引流量及颜色。全肺切除术后应牢固夹闭胸腔引流管。

3.严密观察全肺切除患者健侧呼吸音及气管位置,保持健侧呼吸音清晰,颈部气管居中,严防健侧痰液滞留或肺不张。若发现气管向健侧偏移,应及时报告医师,开放胸腔闭式引流,适当排放术侧胸腔积液,防止因术侧胸腔积血、积液过多,致使纵隔移位、回心血量受阻、健肺受压导致的循环呼吸障碍。排放胸腔积液一次排量不得超过200ml,且速度要慢。

4.呼吸治疗。

5.静脉补液匀速,先胶体后晶体,限制盐的过量摄入,术后1～2天内控制输液速度在1～1.5ml/(h·kg)以防止肺水肿。并观察尿量,维持水、电解质平衡。

6.饮食:术后第1天晨可进食少量流质,根据患者情况逐渐过渡为普食。

7.术后锻炼:麻醉清醒后在护士指导下进行躯干、四肢的轻度活动,术后第1天进行肩臂活动,防止肌肉粘连,鼓励患者用术侧手臂取物,并早期下地活动。全肺切除术后应卧床休息1周。

8.并发症的护理:

(1)出血:肺手术切口较大,分离粘连广泛,可使胸腔内渗血较多,应注意严密观察,必要时给予止血药物。但需防止血液高凝状态及引发的其他并发症:如脑栓塞等。

(2)支气管胸膜瘘:术后1～7天发生的多为术中技术缺陷造成,术后2周以上的多为感染所致脓肿穿破支气管断端所致。一旦发生应立即给予胸腔闭式引流,保持引流通畅。应用抗生素,保持呼吸道通畅。

(3)复张性肺水肿:多见于全肺切除术后,因输入液体过多、过快所致。要限制液体量,输液时要匀速,不能过快。给予氧气吸入、吗啡 5~10mg 肌注,必要时给予强心、利尿治疗。

(4)漏气延长:肺叶切除后漏气是常见的,一般随着余肺的膨胀及残腔的消失,漏气在术后 2~3 天就停止了,若超过 7 天仍有漏气,则称为"漏气延长"。术后应鼓励患者有效咳嗽,促进余肺的膨胀,使吻合口尽早愈合。

(5)神经系统:膈神经和喉返神经损伤,多表现为声音嘶哑、误吸、咳痰困难等。

(6)心律失常:由于缺血、缺氧、水电解质紊乱等引起,应严密观察。

9.其他护理措施参见"胸外科一般护理常规"。

【护理评价】

1.患者情绪是否稳定,能否配合医护人员治疗。

2.能否选择合适的排痰方法排出痰液。

3.生命体征是否稳定,呼吸道是否通畅。

4.能否通过合理的方法减轻疼痛,睡眠是否改善。

【健康教育】

1.告知患者吸烟的危害,鼓励患者戒烟。

2.合理休息,加强营养,保持良好的精神状态,提高生活质量。

3.适当增加活动量,注意劳逸结合,预防呼吸道感染。

4.注意饮食搭配,多食新鲜的水果及蔬菜,选用优质蛋白,保证摄入足够热量。保持排便通畅,每天饮水量不少于 1500ml。

5.按时用药,坚持化疗间歇期的免疫治疗。定期门诊复查。

第七节 呼吸衰竭

呼吸衰竭(简称呼衰)指各种原因引起肺通气和(或)换气功能障碍,不能进行有效的气体交换,造成机体缺 O_2 伴(或不伴) CO_2 潴留,因而产生一系列病理生理改变的临床综合征。动脉血气分析可作为诊断依据,即在海平面正常大气压、静息状态、呼吸空气条件下,动脉血氧分压低于 60mmHg,伴(或不伴)二氧化碳分压高于 50mmHg,无心内解剖分流和原发于心排量降低因素。按动脉血气分析分为Ⅰ型呼衰(仅有缺 O_2,无 CO_2 潴留)和Ⅱ型呼衰(既有缺 O_2,又有 CO_2 潴留)。除引起呼衰的原发疾病症状、体征外,主要是缺 O_2 和 CO_2 潴留所致的呼吸困难和多脏器功能紊乱的表现。

【护理评估】

1.呼吸衰竭的类型,缺氧的程度。

2.意识、血压、呼吸、脉搏、尿量等,有无右心衰的表现。

3.消化系统症状,如腹胀、恶心呕吐、食欲减退、应激性溃疡。

4.黏膜色泽,有无水肿、深静脉血栓形成。

5.各项检查及化验结果,如动脉血气分析、肝肾功能、电解质情况、痰培养、胸片、肺功能、心电图、心脏超声等。

6.药物治疗效果及副作用。

7.患者及家属的心理状态。

【护理问题】

①呼吸困难;②活动无耐力;③生活自理缺陷;④清理呼吸道无效;⑤潜在并发症:肺性脑病、右心衰、水电解质紊乱和酸碱失衡;⑥营养失调:低于机体需要量;⑦健康知识缺乏。

【护理措施】

(一)一般护理

1.提供安静、整洁、舒适的环境。急性呼衰者应卧床休息,慢性呼衰代偿期可适当下床活动。

2.急性发作时,护理人员应保持镇静,减轻患者焦虑。缓解期指导患者进行呼吸运动和适当活动。协助患者适应生活,根据身体情况,做到自我照顾和正常的社会活动。

3.给予高蛋白、高热量、多维生素、易消化的饮食,宜少量多餐。

4.密切观察呼衰程度及血压、脉搏、尿量、意识变化。注意Ⅱ型呼衰患者意识的变化,观察有无呼吸抑制。注意呼吸节律、深度、频率变化,观察痰液性状及量,及时发现感染情况。准确记录出入量。

5.遵医嘱给予合理氧疗,使动脉血氧分压在60mmHg以上或血氧饱和度在90%以上,一般状态较差者应尽量使动脉血氧分压在80mmHg以上。Ⅰ型呼衰患者应给予高浓度吸氧(>35%),但为了防止氧中毒,宜将吸入氧浓度控制在50%以内。Ⅱ型呼衰患者应给予低浓度(<35%)持续给氧,一般1~2L/min。

6.严格限制探视,防止交叉感染。病情危重、长期卧床者应做好皮肤、口腔等基础护理。

7.及时采集动脉血,作血气分析。正确留取痰液标本。

(二)症状护理

1.咳嗽、咳痰的护理

(1)保持呼吸道通畅,经常翻身拍背鼓励患者咳痰,无力咳痰者给予吸痰。

(2)如建立人工气道要加强湿化,遵医嘱气道内滴药,并预防感染,滴药后及时吸痰。

2.烦躁不安、睡眠昼夜颠倒者,应注意患者的安全。

3.肺性脑病的护理

(1)观察生命体征:意识、血压、脉搏、呼吸及皮肤黏膜、球结膜、尿量变化。

(2)保持皮肤、口腔的清洁。

(3)半卧位,定时翻身、拍背,帮助排痰。

(4)正确氧疗。

4.观察用药后反应

(1)呼吸兴奋剂给药过多、过快可出现呼吸过快、面色潮红、出汗、呕吐、烦躁不安、肌肉颤动、抽搐和呼吸中枢强烈兴奋后转为抑制,应减量或停药。

(2)使用5%碳酸氢钠纠正酸中毒时注意患者有无二氧化碳潴留情况。

(3)应用脱水利尿剂时注意疗效,有无电解质紊乱。

【护理评价】

1.患者意识是否清醒,能否主动配合治疗。

2.呼吸频率、节律是否平稳。

3.心率、血压是否稳定。

4.皮肤黏膜是否红润。

5.精神状态是否稳定。

【健康教育】

1.指导患者缩唇呼吸,改善通气。

2.预防呼吸道感染,根据季节及时增减衣服。

3.戒烟,减少对呼吸道黏膜的刺激。

4.进食高蛋白、富含维生素、易消化软食,少量多餐。

5.坚持适当的室外活动。

第五章 循环系统疾病护理

第一节 心律失常

心律失常是指心脏冲动的频率、节律、起源部位、传导速度与激动次序的异常。临床上根据心律失常发作时心率的快慢,分为快速性心律失常和缓慢性心律失常。前者包括期前收缩、心动过速、扑动或颤动等;后者包括窦性心动过缓、房室传导阻滞等。

【护理评估】

1.有无心脏病史。

2.心律失常原因、发作次数、间隔时间、治疗情况等。

3.监测心电图,判断心律失常的类型。

4.脉搏的频率、节律的变化。

5.有无心排出量减少的症状。

【护理问题】

①活动无耐力;②心排量减少;③呼吸困难;④潜在并发症:心力衰竭、脑栓塞、猝死;⑤健康知识缺乏。

【护理措施】

(一)一般护理

1.根据病情合理安排患者的休息与体位:对无器质性心脏病的良性心律失常患者,鼓励其正常工作和生活,注意劳逸结合,避免过度劳累;当心律失常发作导致胸闷、心悸、头晕时应适当休息,采取高枕卧位、半坐位或其他舒适体位,尽量避免左侧卧位;严重心律失常者应卧床休息,为患者创造良好的安静休息环境,协助做好生活护理。

2.对伴有气促、发绀等缺氧症状的患者,给予氧气吸入。

3.饮食不宜过饱,保持大便通畅。

4.给患者必要的解释和安慰,消除患者焦虑、恐惧情绪,有利于配合治疗。

5.密切观察患者的意识及生命体征。

6.做好抢救准备,建立静脉通道,备好纠正心律失常药物及其他抢救药品、除颤器、临时起搏器等。

(二)症状护理

1.遵医嘱给予抗心律失常药物。口服药应按时按量服用,静脉注射药物时速度严格按医嘱执行。必要时监测心电图,注意用药过程中及用药后的心率、心律、血压等,判断疗效和有无不良反应。

2.对严重心律失常进行心电监护,护士应熟悉监护仪的性能、使用方法,要注意有无引起猝死的危险征兆,发现频发、多源性、成对的或呈 RonT 现象的室性期前收缩、第二度 II 型房室传导阻滞、心动过缓(HR<50 次/min),尤其是室性阵发性心动过速、第三度房室传导阻滞等应立即报告医师,做出紧急处理。

3.阿-斯综合征抢救的护理配合

(1)立即叩击心前区及进行人工呼吸,通知医师,备齐各种抢救药物及物品。

(2)建立静脉通道,遵医嘱按时正确给药。

(3)心室颤动时积极配合医师做电击除颤或安装人工心脏起搏器。

4.心脏骤停抢救的护理配合

(1)同阿-斯综合征抢救配合。

(2)给氧,保持呼吸道通畅,必要时配合医师行气管插管及应用呼吸机辅助呼吸,并做好护理。

(3)脑缺氧时间较长者,头部可置冰袋或冰帽。

(4)注意保暖,防止并发症。

(5)监测每小时出入量,必要时留置导尿管。

(6)严密观察病情变化,及时填写特护记录。

5.对室上性心动过速发作时,可首先试用机械刺激迷走神经的方法进行自救

(1)刺激咽部,诱发恶心。

(2)深吸气后屏气,再用力做呼气动作。

(3)按压一侧颈动脉窦 5 秒。

(4)将面部浸于冰水内。

6.做好复律前、中、后护理。

【护理评价】

1.患者心律失常是否纠正。

2.心悸、乏力、眩晕等症状是否消失。

3.患者能否说出服用抗心律失常药物的注意事项及一些自救方法。

4.患者是否出现并发症。

【健康教育】

1.向患者及家属讲解心律失常的常见病因、诱因及防治知识。

2.嘱患者劳逸结合、生活规律,保证充足的休息与睡眠;保持乐观、稳定的情绪;避免劳累、情绪激动、感染,以防止诱发心力衰竭。

3.嘱患者戒烟酒,多食富含纤维素的食物,避免摄入刺激性食物如浓茶、咖啡等,避免饱餐,保持大便通畅。

4.有晕厥史的患者避免从事驾驶、高空作业等有危险的工作。有头昏、黑矇时立即平卧,以免晕厥发作时摔伤。

5.说明坚持服药的重要性,不可自行减量或更换药物,如有异常及时就诊。

6.教会患者及家属测量脉搏和心律的方法,对反复发生严重心律失常危及生命者,教会家属心肺复苏术以备急用。

第二节　心绞痛

心绞痛是一种由于冠状动脉供血不足,导致心肌急剧的、暂时的缺血与缺氧所引起的,以发作性胸痛或胸部不适为主要表现的临床综合征。常因体力劳动或情绪波动诱发,疼痛多于停止原来的活动后或舌下含服硝酸甘油后1~1.5分钟内缓解。发作时患者出现面色苍白、表情焦虑、皮肤冷或出汗、血压升高、心率增快等。

【护理评估】

1.疼痛的部位、性质、持续时间、诱发因素、缓解方式。

2.患者的面色,有无大汗、胸闷、心悸、恶心及呕吐。

3.血压、心率、心律的变化。

4.各项化验及检查结果,如心电图变化。

5.药物治疗效果及副作用。

6.有无焦虑、恐惧。

【护理问题】

①疼痛;②活动无耐力;③焦虑、恐惧;④潜在并发症:心肌梗死;⑤健康知识缺乏。

【护理措施】

(一)一般处理

1.给予高维生素、低热量、低脂肪、低盐饮食,避免过饱,禁烟酒,保持大便通畅。

2.运动量以不引起心绞痛为准,必要时可事先含服硝酸甘油类药物。

3.保持情绪稳定,避免精神紧张。

(二)症状护理

1.急性期

(1)心绞痛发作时立即停止活动,卧床休息,协助患者采取舒适体位,解开衣领,指导患者采用放松技术,如缓慢深呼吸、全身肌肉放松等。解除紧张不安情绪,以减少心肌耗氧量。

(2)描记心电图,通知医师,吸氧2~4L/min。

(3)遵医嘱给予硝酸甘油或硝酸异山梨醇酯舌下含化。若服药后3~5分钟仍不缓解者可再服一片。低血压、青光眼者忌用。

(4)观察疼痛部位、性质、程度、持续时间、用药效果,观察生命体征及有无伴发症。

2.恢复期

(1)遵医嘱预防性应用硝酸酯类制剂、受体阻滞剂、钙离子拮抗剂等。

(2)减少或避免诱因如过度劳累、情绪过分激动、寒风刺激、饱餐等。

（3）适当活动，最大活动量以不引起心绞痛症状为度。

（4）如心绞痛发作频繁、持续时间较长、含服硝酸甘油不能缓解，或出现心率减慢、血压波动、呼吸急促，伴恶心、呕吐、出冷汗、烦躁不安者，应立即报告医师及早处理。

【护理评价】

1.患者心绞痛是否缓解。

2.活动耐量是否增加。

3.是否掌握避免或控制诱因，并能运用有效的方法缓解疼痛。

4.焦虑感是否减轻，恐惧感是否消失。

【健康教育】

1.宣传饮食保健的重要性，取得患者主动配合，保持大便通畅，戒烟酒，避免情绪激动，肥胖者控制体重。

2.合理安排工作和生活，适当参加体力劳动和身体锻炼有利于心脏侧支循环的建立。避免重体力劳动、竞赛性运动和屏气用力如推、拉、抬、举等动作，避免精神过度紧张的工作或过长的工作时间。

3.坚持按医嘱服药，随身携带硝酸甘油。

4.定期进行心电图、血糖、血脂的检查，积极治疗高脂血症、高血压病、糖尿病等。

5.如心绞痛发作，立即停止活动，就地休息，含服硝酸甘油。

6.指导患者识别急性心肌梗死的先兆症状并即刻就诊。

第三节　急性心肌梗死

急性心肌梗死是心肌的缺血性坏死，为在冠状动脉病变的基础上，发生冠状动脉血供急剧减少或中断，使相应的心肌严重而持久地急性缺血所致。临床表现为持久的胸骨后剧烈疼痛、发热、白细胞计数和血清心肌酶增高及心电图进行性改变，可发生心律失常、休克或心力衰竭，属冠心病的严重类型。

【护理评估】

1.疼痛情况及伴随症状，是否有放射痛，服用硝酸酯类药物是否缓解。

2.对有关疾病知识的了解程度。

3.血压、脉搏、心率、心律变化。

4.各项检查及化验结果，如血常规、血清心肌酶、凝血功能，心电图 S-T 段变化。

5.药物治疗效果及副作用，如溶栓治疗。

6.患者及家属对疾病的认知程度。

【护理问题】

①疼痛；②心排量下降；③呼吸困难；④潜在并发症：心源性休克、栓塞、乳头肌功能失调或断裂、心律失常、心肌梗死后综合征、心力衰竭、心脏破裂、心室壁瘤；⑤健康知识缺乏。

【护理措施】

(一)一般护理

1.床边心电、呼吸、血压监护,配备必要的抢救物品及药物,便于抢救。

2.急性期绝对卧床休息1周,做关节被动运动,协助日常生活,避免不必要的搬动,并限制探视,防止情绪波动。病情稳定后,鼓励患者在床上做肢体活动。有并发症者应适当延长卧床休息时间。限制探视人员数量。

3.给予清淡易消化的流质或半流质饮食,少量多餐,伴心功能不全者应适当限制钠盐。

4.间断或持续吸氧,以改善心肌缺氧及提高血氧含量。重者可给面罩吸氧。

5.保持大便通畅,必要时服用缓泻剂。

6.护士与患者保持良好的沟通,了解其思想活动,接受患者对疼痛的行为反应。并给予解释病情,缓解其焦虑情绪,以减轻心脏负担,同时保证足够的睡眠。

7.控制输液速度和量,准确记录出入量。观察并记录尿量,判断有无肾功能不全。

(二)症状护理

1.疼痛发作时遵医嘱给予吗啡或哌替啶止痛,给予硝酸甘油或硝酸异山梨酯,烦躁不安者可肌注地西泮,并及时询问患者疼痛及其伴随症状的变化情况,注意有无呼吸抑制、脉搏加快等不良反应。

2.加强心电监护,密切观察24小时心电图、血压、呼吸,必要时进行血流动力学监测。

3.经溶栓治疗,冠状动脉再通后又再堵塞,或虽再通但仍有重度狭窄者,可紧急行经皮冠状动脉腔内成形术扩张病变血管。

4.合并心源性休克时,遵医嘱应用升压药物及血管扩张剂,补充血容量,纠正酸中毒。同时注意保暖。

5.合并心衰或心律失常时,参见相应护理内容。

6.密切观察生命体征变化,预防并发症。

(三)溶栓护理

溶栓疗法是指在急性心梗发生4~6小时内使用纤溶酶激活剂激活血栓中纤维蛋白溶酶原,使其转变为纤维蛋白溶酶而溶解冠脉内的血栓,心肌得到再灌注,濒临坏死的心肌可能得以存活或使坏死范围缩小。溶栓可导致出血、严重心律失常等并发症。

1.适应证:所有在症状发作后12小时内就诊的有ST段抬高的心肌梗死患者。

2.禁忌证

(1)既往发生过出血性脑卒中,1年内发生过缺血性脑卒中或脑血管意外。

(2)颅内肿瘤。

(3)近期(2~4周)有活动性内脏出血。

(4)可疑为主动脉夹层。

(5)入院时严重且未控制的高血压(>180/110mmHg)或慢性严重高血压病史。

(6)目前正在使用治疗剂量的抗凝药或已知有出血倾向。

(7)近期(2~4周)创伤史,包括头部外伤、创伤性心肺复苏或较长时间(>10分钟)的心肺复苏。

(8)近期(<3周)外科大手术。

(9)近期(<2周)曾有在不能压迫部位的大血管行穿刺术。

3.常用药物及方法:常用药物有尿激酶(UK)、链激酶(SK)、重组组织型纤溶酶原激活剂(rt-PA或艾通立)。给药途径可有静脉给药及冠脉内给药。静脉给药为:UK 100~150万U在30分钟内静脉滴注,同时配合肝素;SK皮试阴性后150万U在30~60分钟内静脉滴注;rt-PA 100mg在90分钟内静脉给予:其顺序为①15mg静脉推注,②50mg 30分钟内静脉滴入,③35mg 60分钟内静脉滴入。

4.护理措施

(1)询问患者是否有溶栓禁忌证。

(2)溶栓前先检查血常规、出凝血时间和血型,配血备用。做12导联心电图,氧气吸入,连接心电监护,备好利多卡因、除颤仪等抢救物品。

(3)迅速建立静脉通道,保持输液通畅。遵医嘱应用肝素、阿司匹林及溶栓药物,确保用药剂量、滴速准确。

(4)观察患者用药后有无寒战、发热、皮疹等过敏反应,是否发生皮肤、黏膜及内脏出血等副作用,一旦出血严重应立即停止治疗,紧急处理。

(5)观察并记录患者胸痛减轻或缓解的程度及时间。

(6)使用溶栓药物后,应定时描记心电图、查心肌酶学,以判断溶栓是否有效。

(7)为患者采血、注射后按压时间适当延长,尽量避免采血后立即在同侧肢体测量血压,以防出血、渗血。

(8)严密心电监测,如出现室颤立即抢救。

(9)溶栓后检查血、尿常规,肝功能,出凝血时间至恢复正常。

5.判断溶栓有效的指征

(1)心电图抬高的ST段于2小时内回降大于50%。

(2)胸痛2小时内基本消失。

(3)2小时内出现再灌注性心律失常。

(4)血清CK-MB峰值提前出现(14小时内)。

【护理评价】

1.患者的疼痛是否缓解或消失。

2.患者的生命体征是否稳定。

3.在急性期患者能否充分休息、情绪稳定并能自觉避免诱发因素。

4.患者能否保持排便通畅。

5.在恢复期能否渐进性运动,活动耐力是否逐步增加。

6.患者生活需要是否及时得到了满足。

【健康教育】

除参见"心绞痛"的健康教育外,还应注意:

1.低盐、低脂、低胆固醇饮食,肥胖者限制热量摄入;克服急躁、焦虑情绪,保持乐观、平和的心态。

2.患者生活方式的改变需要家人的积极配合与支持,指导家属为患者创造一个良好的休养环境。

3.建议患者出院后,继续进行康复治疗。一般分阶段循序渐进增加活动量,提倡小量、重复、多次运动,适当的间隔休息,可以提高运动总量而避免超过心脏负荷。运动内容包括个人卫生、家务劳动、娱乐活动、步行活动。患者在上下两层楼或步行 2km 而无任何不适时,可以恢复性生活。经 2~4 个月的体力活动锻炼后,酌情恢复部分或轻工作,以后部分患者可恢复全天工作,但避免从事重体力劳动、驾驶员、高空作业及其他精神紧张或工作量大的工种。

4.指导患者遵医嘱服用 β 受体阻滞剂、血管扩张剂、钙通道阻滞剂、降血脂药及抗血小板药物等。学会观察药物副作用,定期门诊复查。

第四节　原发性高血压

原发性高血压系指病因未明、以体循环动脉血压升高为主要表现的临床综合征。长期高血压可成为多种心血管疾病的重要危险因素,并影响重要脏器如心、脑、肾的功能,最终可导致这些器官的功能衰竭。可通过药物治疗和非药物治疗使血压降至正常范围,防止和减少心脑血管及肾脏并发症,降低病死率和病残率。少数患者病情发展急骤,可出现恶性高血压。常见并发症有高血压危象、高血压脑病、脑血管病、心衰、慢性肾功能不全、主动脉夹层等。

【护理评估】

1.生命体征:尤其是血压变化,有无高血压危重症前兆。

2.对疾病及治疗方法的了解,是否坚持运动、饮食疗法。

3.尿量及外周组织灌注情况,评估出入量是否平衡。

4.用药效果及副作用。

5.有无并发症。

【护理问题】

①疼痛:头痛;②血压过高;③潜在并发症:高血压危象;④焦虑;⑤健康知识缺乏。

【护理措施】

(一)一般护理

1.保持病室安静,光线柔和,减少探视,护理人员操作亦相对集中,动作轻巧,防止过多干扰患者。

2.提供保护性护理,教会患者缓慢改变体位,避免跌倒、坠床等意外。

3.劳逸结合,保证充足的睡眠,有失眠或精神紧张者,在进行心理护理的同时遵医嘱给予镇静剂。指导患者使用放松技术。

4.每日摄钠量不超过 6g,减少热量、胆固醇、脂肪摄入,适当增加蛋白质,多食新鲜蔬菜水果,摄入足量钾、镁、钙,戒烟酒及刺激性的饮料。

5.避免屏气或用力排便。

6.指导患者规范测量血压并记录。

(二)症状护理

1.患者出现头痛时要注意疼痛程度、持续时间,并卧床休息,抬高床头;有头晕、眼花、耳鸣、恶心、呕吐等症状时应卧床休息,下床活动时有人陪伴。

2.应用某些降压药物后,应指导患者避免体位突然改变、洗热水澡,下床活动时穿弹力袜,站立时间不宜过久。发生头晕时立即平卧取头低足高位以增加回心血量和脑部供血。

3.遵医嘱按时按量服用降压药物并监测血压变化,观察药物副作用。不可随意增减、漏服、补吃上次剂量或突然停药。

4.合并高血压危象

(1)密切观察意识及瞳孔变化,定时监测生命体征并记录。若出现血压急剧升高、剧烈头痛、恶心、呕吐、烦躁不安、视力模糊、眩晕、惊厥、意识障碍等症状时立即报告医师。

(2)绝对卧床休息,保持呼吸道通畅,吸氧。

(3)遵医嘱给予速效降压药、脱水利尿剂,尽快降低血压。

(4)使用硝普钠者,应避光,根据血压调整给药速度。连续使用时间不超过 24 小时。

(5)抽搐、烦躁不安者,遵医嘱给予镇静剂。

5.合并主动脉夹层瘤

(1)胸痛发作时可行药物止痛,指导患者减轻疼痛的方法(如嘱患者放松、深呼吸等)。

(2)详细记录疼痛的特征、部位、形式、强度、性质、持续时间等。

(3)控制血压。

【护理评价】

1.患者是否能识别并避免血压升高的诱因。

2.患者血压是否降至正常范围。

3.患者有无发生摔倒或受伤。

【健康教育】

1.向患者及家属讲解高血压的知识和危害,引起患者足够重视。

2.建议患者改进饮食结构,肥胖者控制体重。

3.养成良好的生活习惯,戒烟、限酒、劳逸结合,保证充足的睡眠,保持健康心态,减少精神压力。避免过度劳累、情绪激动等诱发因素。

4.根据年龄及病情选择慢跑、快步走、健身操、骑自行车、游泳、太极拳、气功等运动。当出现头晕、心慌、气急等症状时应就地休息。

5.告诉患者及家属有关降压药的名称、剂量、服药时间、用法、作用与副作用。强调规律服药、终生治疗、将血压控制在正常或接近正常的水平,以预防或减轻靶器官损害。

6.教会患者或家属正确测量血压的方法并定时测量、记录。定期门诊复查,若血压控制不满意或有心动过缓等不良反应应随时就诊。

第五节　先天性心脏病

一、动脉导管未闭

由各种原因造成婴儿时期的动脉导管未能正常闭合,称为动脉导管未闭,依其形态可分为管型、漏斗型和窗型。

【护理评估】

参见"心外科一般护理常规"。

【护理问题】

①血压过高;②疼痛;③潜在并发症:出血、声音嘶哑、乳糜胸;④健康知识缺乏。

【护理措施】

(一)术前护理

参见"心外科一般护理常规"。

(二)术后护理

1.参见"心外科一般护理常规"。

2.一般原则:术后不输血或血浆等胶体制品。

3.术后呼吸机辅助时间1～2小时,待患者完全清醒后即可拔除气管插管,改用面罩雾化吸氧。但合并肺动脉高压,且术后肺高压下降不满意时,要适当延长呼吸机辅助时间。

4.术后血压应维持在正常或偏低水平,密切观察血压变化,血压增高较大者应用硝普钠微量泵输入,要根据血压情况及时调节药物剂量。

5.重度肺动脉高压的术后患者可持续给予镇静剂,防止出现肺高压危象。

6.拔除气管插管后嘱患者发声,若有声音嘶哑、饮水呛咳等喉返神经损伤症状时,可给激素治疗三天。同时应用维生素 B_1、维生素 B_{12}、谷维素等营养神经药物。防止患者饮水时误吸,继发肺部感染。可进食普食或米糊、藕粉等黏稠食品。

7.若术中损伤胸导管,术后2～3天可出现乳糜胸。应禁食,安置胸腔引流管,静脉补充能量。引流液减少后可逐渐给予低脂肪、高蛋白饮食。如保守治疗无效,应手术结扎胸导管。

二、房间隔缺损

在胚胎期由于房间隔发育异常,左、右心房间残留有房间孔,造成心房之间左向右分流的先天性心脏病,称为房间隔缺损。根据发生机制不同分为原发孔型和继发孔型,根据缺损部位不同继发孔型分为中央型、上腔型、下腔型、混合型。

【护理评估】

参见"心外科一般护理常规"。

【护理问题】

①心律失常;②心输出量减少;③低效性呼吸型态;④潜在并发症:残余漏等;⑤健康知识缺乏。

【护理措施】

(一)术前护理

参见"心外科一般护理常规"。

(二)术后护理

1. 参见"心外科一般护理常规"。

2. 维护左心功能,防止发生肺水肿。术后持续监测中心静脉压(CVP)、有创动脉压及尿量。在循环维持满意的情况下,CVP大于$8cmH_2O$,切忌输液过多,严格控制单位时间内液体入量。

3. 房缺合并中重度肺动脉高压者,常用血管扩张剂硝普钠,$1\sim2\mu g/(kg \cdot min)$,降低心脏后负荷,改善心功能。

4. 房缺伴肺动脉高压者,防止肺高压危象。

5. 房缺术后可能出现各种心律失常(房性或室性期前收缩、结性心律、房室脱节、房颤和房室传导阻滞)。应密切观察患者心律、心率变化,配合医师做相应的处理。

三、室间隔缺损

先天性室间隔缺损系胚胎期室间隔发育不全而形成的单个或多个缺损,由此产生左、右两心室的交通。可分为膜周型、动脉干下-漏斗部型及肌部型。

【护理评估】

参见"心外科一般护理常规"。

【护理问题】

①低效性呼吸型态;②心功能不全;③潜在并发症:肺动脉高压等;④健康知识缺乏。

【护理措施】

(一)术前护理

参见"心外科一般护理常规"。

(二)术后护理

1. 参见"心外科一般护理常规"。

2. 观察术后心律的变化。持续心电监护,密切观察心率及心律的变化。出现房室传导阻滞、室性期前收缩或心率减慢时,及时报告医师,遵医嘱用药。如术中已安临时起搏导线,应启动起搏器,进行监护。

3.对肺动脉高压患者应密切观察及精心护理,预防发生肺高压危象。

4.维护左心功能,术后早期应控制静脉输入晶体液量,并注意观察CVP。

5.室缺合并其他心脏畸形的护理:

(1)合并动脉导管未闭者,应注意肺动脉高压的护理。

(2)合并二尖瓣关闭不全者,应严密观察左房压(LAP)、CVP、CO(心排出量)、尿量等,使LAP、CVP维持在保证有效心排出量的低水平。严格控制入量,加强利尿。准确的应用正性肌力药物及血管活性药。血压维持正常偏低水平,防止成形的瓣膜撕裂。

(3)合并主动脉瓣关闭不全者,应注意观察主动脉瓣的功能情况,控制血压平稳,防止修复处瓣叶的撕裂。

四、法洛四联症

法洛四联症(TOF)是最常见的发绀型先天性心脏病,由四种不同病变:肺动脉狭窄、室间隔缺损、主动脉骑跨和右心室肥厚所组成的心脏畸形。法洛四联症患者术前均有不同程度发绀、杵状指、啼哭、吮乳、进食及活动后气喘甚至缺氧发作。患者喜蹲踞并伴运动系统发育迟缓、体重轻、营养不良或合并贫血。

【护理评估】

参见"心外科一般护理常规"。

【护理问题】

①出血;②机械通气;③引流管护理;④潜在并发症:灌注肺、低心排综合征、残余分流或梗阻;⑤健康知识缺乏。

【护理措施】

(一)术前护理

1.参见"心外科一般护理常规"。

2.由于患者血红蛋白较高,血液黏稠度大,指导患者多饮水,防止血液过于浓缩。小儿术前3～4小时给饮一次糖水或淡奶,或者术前予以静脉补液,防止脱水导致血液黏稠度增加诱发缺氧发作。

3.指导患者吸氧,每次15～30分钟,2～3次/天,监测吸氧的效果和时间。当缺氧发作时,应立即吸氧,以防缺氧性晕厥。

4.注意休息,避免哭闹,防止感冒、腹泻等,适当限制重症患儿活动。

5.加强营养,饮食要适合患者口味,易消化并富含各种营养素。

(二)术后护理

1.参见"心外科一般护理常规"。

2.呼吸功能维护:灌注肺是TOF术后的一种严重的并发症。临床表现主要为急性进行性呼吸困难、发绀、血痰和难以纠正的低氧血症,血氧饱和度始终在50%～60%,氧分压降低,X线胸片显示两肺有渗出性改变。处理要点为:

（1）呼吸机辅助呼吸并给予呼气末正压，呼气终末正压（PEEP）从 $4cmH_2O$ 开始，每小时增加 $2cmH_2O$，切忌瞬间加大 PEEP 值，以免出现气胸。

（2）密切监测呼吸机的各参数，特别注意气道压力的变化。

（3）保持呼吸道通畅，及时吸出呼吸道分泌物，应使患者充分镇静，防止躁动。

（4）严格限制入量，按医嘱及时补充血浆及白蛋白。

3. 循环功能的维护：重症法洛四联症或心功能差者，常应用多巴胺及多巴酚丁胺，在维护心功能的同时，还要调整血容量，使患者的动脉压、中心静脉压维持在一个最佳状态，还要观察用药效果。定时测定血浆胶体渗透压，并维持 CVP 在 $17\sim20cmH_2O$。

【护理评价】

参见"心外科一般护理常规"。

【健康教育】

1. 定期进行儿童健康检查，及早发现本病，尤其对早产儿。

2. 帮助患者及家属认识先天性心脏病所带来的影响，给予心理支持。

3. 术前防治上呼吸道感染，训练腹式深呼吸和咳嗽、排痰。

4. 术后短时间声嘶是因喉返神经局部水肿所致，1～2 个月可恢复。

5. 出院后适当活动，注意体温变化，如有发热、感染征象及时就医。

第六节　瓣膜性心脏病

心脏有四个瓣膜，其中以二尖瓣及主动脉瓣的发病率最高，病理改变为瓣膜狭窄、关闭不全或二者兼有之。当其并发狭窄或关闭不全后，即产生血流动力学改变。在初期，心肌代偿性增厚，药物治疗尚可维持其代偿功能，一旦病情恶化反复出现心衰，就需手术治疗，扩张或修补瓣膜，必要时更换瓣膜。

【护理评估】

参见"心外科一般护理常规"。

【护理问题】

①心功能不全；②活动无耐力；③低心排综合征；④心律失常；⑤出血；⑥机械通气；⑦潜在并发症：瓣周漏、溶血、栓塞、肺动脉高压、感染；⑧健康知识缺乏。

【护理措施】

（一）术前护理

参见"心外科一般护理常规"。

（二）术后护理

1. 参见"心外科一般护理常规"。

2. 严密观察，及时发现换瓣术后常见并发症

（1）术后早期心功能不全或低心排综合征：严密监测心排量、心率（律）、血压、肺血管压力

等血流动力学的指标变化,根据指标,通过监测 CO、CVP 等参考决定血容量的补充,严格控制入量。延长呼吸机应用时间。

(2)术后心律失常:应密切观察心律变化,发现异常及时报告医师。

(3)电解质紊乱:术后应定时查电解质以便及时纠正紊乱。

(4)术后出血:换瓣术后 3 小时内渗血较多,应密切观察引流液的量及性质,必要时进行全血凝固时间(ACT)监测。

(5)瓣周漏:当患者的血流动力学不稳定或患者突然发生心衰时,应高度警惕瓣周漏,做床旁超声心动图进一步确诊。瓣周漏若需二次手术,患者等待手术期间要遵医嘱积极进行强心利尿治疗。

(6)溶血:术后早期观察尿色,若发现尿色异常尽快实施尿常规检查,同时碱化尿液,监测肾功能变化,并注意尿色和量的动态变化。

(7)瓣膜失灵:术后早期较少见,一旦发生会立即引起血流动力学的严重失调,后期主要靠观察患者的临床表现,应配合医师早确诊同时做好应急抢救工作。

(8)栓塞:应准确、按时监测凝血酶原时间及活动度,遵医嘱给予抗凝药。密切观察有无脑栓塞、肢体动脉栓塞等征象。

(9)肺动脉高压:充分镇静、镇痛。充分给氧,应用呼吸机时,尽可能达到低 $PaCO_2$、高 PaO_2,必要时给予 NO 气体吸入。增加胶体,限制晶体摄入,遵医嘱利尿。

(10)感染:遵医嘱合理应用抗生素防止感染性心内膜炎的发生。注意患者有无高热、白细胞增多等现象。

3.根据血气分析监测及时调整呼吸机参数,彻底清除呼吸道内分泌物,加强湿化,防止肺部并发症。

4.术后根据所换瓣膜给予抗凝治疗,定时进行凝血酶原时间及活动度的测定,观察有无出血征象。

【护理评价】

1.心功能是否改善,能否维持有效的血液循环。

2.呼吸功能是否改善,能否耐受日常活动。

3.抗凝药物剂量是否适当,患者能否掌握自我监测。

【健康教育】

1.预防风湿热反复发作,避免上呼吸道感染。

2.增加机体抵抗力,应注意通过饮食、营养、锻炼等方面增加抵抗力。

3.坚持服药及注意事项。机械瓣膜置换术后的患者需终身抗凝,出院前应掌握华法林的服用方法、注意事项,每月查凝血酶原时间。在服药过程中如发现月经量增多、鼻出血、刷牙时出血,应立即停药,复查凝血酶原时间。

4.风湿性心脏病患者活动耐力下降,日常活动受到限制,且患者 2/3 是女性,容易因家务劳动而致病情加重,应指导家属给予支持。

第七节　冠心病

冠状动脉粥样硬化性心脏病是指各种原因造成冠状动脉管腔狭窄,甚至完全闭塞,使冠状动脉血流不同程度的减少,心肌血氧供应与需求失去平衡而导致的心脏病。最常见的病因是冠状动脉粥样硬化。临床表现为心绞痛、心律失常、心源性休克甚至心脏骤停。

【护理评估】

参见"心外科一般护理常规"。

【护理问题】

①心输出量减少;②活动无耐力;③机械通气;④焦虑、恐惧;⑤疼痛;⑥潜在并发症:低心排综合征、心梗、出血、切口感染、桥血管再狭窄等;⑦健康知识缺乏。

【护理措施】

(一)术前护理

参见"心外科一般护理常规"。

(二)术后护理

1.参见"心外科一般护理常规"。

2.严密监测心电变化:心电监测选择一个 R 波向上的导联,每日定时做标准的十二导联心电图两次。观察有无 ST-T 弓背上抬、T 波改变和心肌缺血情况。怀疑心电图(ECG)有问题时应急查血心肌酶。通过监测心率的快慢、维持满意的心率,减低心肌耗氧量,防止恶性心律失常。

3.术前如有高血压病史,术后血压应控制在不低于术前血压的 20～30mmHg,术后早期应充分镇静,合理应用血管扩张剂或钙通道阻滞剂,保持良好的心、脑、肾灌注同时减少出血。

4.应根据患者情况及时应用抗凝、抗血小板聚集类药物,如肝素、阿司匹林、双嘧达莫(潘生丁)等,注意观察用药后反应,如出血、胃肠道不适等。

5.合并症的护理:

(1)合并糖尿病者,定时监测餐前、餐后血糖,随时调整胰岛素用量。

(2)合并脑部并发症者保证脑灌注,充分供氧、保持安静、减少搬动,及时应用脱水及脑细胞代谢药物。

6.早期观察伤口有无出、渗血迹象,遵医嘱给予抗生素预防感染。用弹力绷带包扎患肢,抬高 15°～30°与对侧比较,观察患肢颜色、温度、张力、足背动脉搏动等情况。术后 24 小时可拆除弹力绷带。间断被动或主动活动患肢,预防血栓形成。

【护理评价】

参见"心外科一般护理常规"。

【健康教育】

1.合理调配饮食,养成规律的排便习惯,以防便秘,根据心功能恢复情况逐渐增加活动量。

2.讲授心绞痛发作的知识,让患者了解心绞痛发作的诱因及发作时应采取的措施。

3.介绍预防心脏病的知识。

第八节　下肢静脉曲张

下肢静脉曲张系指下肢浅静脉瓣膜关闭不全,使静脉内血液倒流,远端静脉血淤滞,导致病变静脉壁扩张、变性,出现不规则膨出或扭曲。本书介绍的是单纯性下肢静脉曲张,即深静脉通畅情况下的浅静脉曲张,包括大隐静脉曲张和小隐静脉曲张。多发生于从事持久站立工作、体力活动强度高,或久坐少动的人。

【护理评估】

(一)术前评估

1.患者是否长期从事站立或重体力劳动,有无腹内压增高史。是否使用过弹力绷带或弹力袜。

2.下肢有无经常酸胀、疼痛、乏力等不适,小腿是否有色素沉着、皮肤变硬及慢性溃疡。

3.深静脉血管造影,了解静脉瓣膜功能及深静脉回流情况。

4.凝血功能检查。

5.心理状态。

(二)术后评估

1.麻醉、手术方式,术中失血、补液情况。

2.生命体征。

3.术后绷带加压包扎的松紧程度。

4.患肢的血运情况及有无凹陷性水肿。

5.术后肢体功能恢复情况。

【护理问题】

①疼痛;②潜在并发症:出血、感染、肢体溃疡、血栓形成;③活动无耐力;④健康知识缺乏。

【护理措施】

(一)术前护理

1.执行普外科一般护理常规。

2.轻度下肢静脉曲张可使用弹力绷带或弹力袜,以缓解症状。

3.皮肤有损伤溃疡者应预先处理,炎症控制后再行手术。

(二)术后护理

1.术后患肢垫软枕抬高30°。

2.预防深静脉血栓。术后24小时后可下床活动,当发现患肢肿胀、腓肠肌张力增高、腓肠肌疼痛、霍曼(Homan)征阳性(快速足背背屈引起腓肠肌疼痛)时,及时报告医师。

3.早期活动,卧床期间指导患者进行做足背伸屈运动;术后24小时鼓励患者下床活动以促进静脉回流。

4.观察伤口渗血、渗液情况，及时更换敷料。注意弹力绷带松紧度适宜。

5.观察有无并发症出现。

【护理评价】

1.患者活动耐力有否增加，逐渐增加活动量后，有无明显不适。

2.有无发生小腿溃疡；若发生，能否得到及时发现与处理。

3.患者能否正确描述本病的预防知识，是否能够正确应用弹力袜或弹力绷带。

【健康指导】

1.指导患者术后尽早进行足背伸屈动作，早期下床活动。避免久站。

2.应穿尺码合适的弹力袜。避免下肢负重，如久站或久坐等，宜经常散步，改善静脉回流。

3.注意保护患肢，避免外伤。

4.保持良好的坐姿，避免双膝交叉过久，休息时抬高患肢。

5.保持大便通畅，肥胖者有计划的减轻体重。

第六章　血液系统疾病护理

第一节　再生障碍性贫血

再生障碍性贫血(AA,简称再障)是由多种原因引起骨髓造血功能衰竭的一类贫血。临床表现为骨髓造血功能低下,全血细胞减少和贫血、出血、感染综合征。

【护理评估】

1.患者的居住、工作环境是否接触有害物质,感染史及药物治疗史。

2.有无局部或全身感染的表现:发热、寒战、疼痛,有无感染性休克的征兆。

3.贫血情况:面色、结膜、甲床颜色,有无胸闷、心悸、气急情况及活动前后生命体征的改变。

4.对免疫抑制剂治疗和骨髓移植的反应。

5.皮肤、黏膜有无出血症状,大小便颜色,女性月经量及其他脏器出血的症状体征。

6.有无颅内出血表现:意识、瞳孔及肢体感觉运动情况,颅内压增高情况。

7.全身营养状态。

8.各项检查及化验结果:血、尿常规,凝血功能等,B超、胸片和骨髓穿刺结果等。

9.患者及家属对疾病的认知程度及态度,家庭经济状况和社会支持系统。

【护理问题】

①活动无耐力;②潜在并发症:感染、出血;③健康知识缺乏。

【护理措施】

(一)一般护理

1.病室保持清洁,定期空气消毒,限制探视,进行保护性隔离。卧床休息,待病情好转后可逐渐增加活动量,以不感到疲劳、不加重症状为度,注意防止跌倒、摔伤。

2.卧床期间协助做好生活护理,保持口腔、皮肤清洁,做好肛周、眼部护理。

3.多与患者沟通,了解其思想动态。对于有悲观消极情绪的患者,应经常巡视病房,给予关心照顾,鼓励其配合治疗。

4.指导患者正确服药。长期应用雄性激素可出现水潴留、痤疮、毛发增多、女性停经等症状,应做好病情观察和解释工作。

5.高热患者不宜用乙醇擦浴,防止出现皮下出血。

6.白细胞低于 $0.5\times10^9/L$ 时住单人房间或无菌层流室,进行保护性隔离。谢绝探视。

7.观察并记录生命体征、意识状态,及时发现感染、出血等并发症。重症患者床旁备齐抢救用品。

(二)症状护理

1.贫血的护理

(1)伴有心悸、气促时给予氧气吸入。

(2)给予高热量、高蛋白、富含维生素易消化饮食,注意色、香、味的烹调,促进食欲。必要时给予静脉补充能量。

(3)观察贫血症状,如面色、睑结膜、口唇、甲床苍白程度,注意有无头晕、眼花、耳鸣、困倦等中枢缺氧症状,注意有无气促、心前区疼痛等贫血性心脏病的症状。

(4)输入血制品时应严格执行查对制度。根据患者年龄及病情调节输血速度,防止心脏负荷过重诱发心衰。严重贫血者速度宜慢。观察有无输血反应发生,如过敏反应、溶血等。

2.出血的预防和护理

(1)血小板计数低于 $50\times10^9/L$ 时减少活动;出血严重者绝对卧床休息,待出血停止后逐渐增加活动量。

(2)观察出血部位、时间和出血量,注意有无皮肤、黏膜、内脏及颅内出血的症状或体征,如皮肤淤斑、牙龈出血、鼻出血、呕血、便血、血尿、女性患者月经过多、头痛、呕吐、视力模糊、意识障碍等。

(3)遵医嘱给予止血药物或输注血小板治疗。注意用药的途径及剂量。

(4)各种操作要动作轻柔,尽量缩短使用压脉带的时间,穿刺后压迫局部或加压包扎,避免医源性损伤导致皮肤出血。

(5)使用软毛牙刷刷牙,及时清除口腔内的血迹,加强口腔护理。避免进食刺激性食物及粗硬食物。保持大便通畅,避免用力时导致颅内出血。

(6)出现关节腔或深部组织血肿时立即停止活动,抬高患肢并固定于功能位。早期可冷敷,出血停止后应改为热敷。

3.感染的预防及护理

(1)观察患者有无发热、感染伴随症状及体征,注意监测体温变化及热型。出现发热后应仔细寻找感染灶。

(2)严格执行消毒隔离制度和无菌技术操作。

(3)做好口腔、皮肤、会阴及肛周护理,防止出现皮肤黏膜破损或肛裂。

(4)鼓励患者多饮水,警惕感染中毒性休克的发生。

(5)按医嘱给予降温、抗感染治疗。

(6)实施保护性隔离,限制探视人数,对患者及家属做好预防感染的卫生宣教工作。

【护理评价】

1.患者贫血有无纠正;活动耐力是否增强;参与日常生活活动后,疲乏、软弱无力、呼吸困难和心悸等症状有无减轻或已消失。

2.血常规检查和骨髓象结果显示粒细胞有无增加;感染的危险因素是否消除,治疗和护理过程中能否做到有效预防感染;有无发生严重感染。

3.皮肤黏膜的淤点、淤斑是否减少,受损的组织是否得到修复,有无继发感染。

4.能否应对病情变化和积极配合治疗、护理,情绪是否稳定,恐惧感有无消除。

【健康教育】

1.避免接触有毒、有害的化学物质及放射性物质,因职业因素长期接触毒物时应做好职业防护,定期查体。

2.避免应用引起骨髓抑制的药物,如氯霉素、保泰松、阿司匹林等。

3.适当参加体育锻炼,避免外伤。

4.注意居住环境卫生、个人卫生和饮食卫生,预防各种感染。

5.对患者加强疾病知识教育,预防出血并学会简单的防治措施。

6.进食高营养、富含维生素、高蛋白饮食。

7.坚持治疗,不擅自停药,定期复查。

第二节　急性白血病

急性白血病是造血干细胞的恶性克隆性疾病,骨髓中异常的原始细胞(白血病细胞)大量繁殖并浸润各器官、组织,使正常造血受抑制。起病缓慢不一,急性者可以是突然高热或明显出血或全身衰竭,患者常为面色苍白、疲乏或轻度出血。主要表现为贫血、出血、发热和感染以及器官、组织浸润等症状和体征。

【护理评估】

1.患者的年龄、职业和居住环境,是否长期接触放射性物质或化学毒物。

2.生命体征,意识、瞳孔、肌力情况,全身营养状况。

3.贫血程度和症状、体征。

4.有无局部或全身感染的症状和体征。

5.皮肤、黏膜、内脏、颅内有无出血点、出血的症状和体征。

6.有无胸骨压痛,关节、骨骼疼痛。

7.有无器官组织浸润表现。

8.各项检查及化验结果:三大常规、凝血功能、骨髓穿刺等。

9.对症支持治疗及用药结果。

10.心理及家庭支持状况。

【护理问题】

①活动无耐力;②有出血的危险;③有感染的危险;④疼痛;⑤营养失调:低于机体需要量;⑥潜在并发症:化疗导致的副作用、出血、中枢神经系统白血病(CNSL);⑦健康知识缺乏。

【护理措施】

(一)一般护理

1.充分休息,给予心理支持,稳定情绪,帮助患者保持良好的精神状态。缓解期的患者以活动不感到疲劳为度。

2.给予优质蛋白、高维生素、富含铁的易消化饮食,多饮水,少量多餐,以补充机体消耗,提高对化疗的耐受性。注意饮食卫生。

3.化疗时注意保护静脉,严格遵守用药的次序、时间、剂量,观察药物疗效及不良反应。

(二)症状护理

1.贫血的护理:参见"再生障碍性贫血"护理措施。

2.出血的护理:参见"再生障碍性贫血"护理措施。

(1)鼻出血:鼻部冷敷,用1:1000肾上腺素棉球填塞压迫止血,严重时用油纱条行后鼻道填塞止血。

(2)牙龈出血:保持口腔卫生,饭后漱口或口腔护理,避免刷牙损伤黏膜,可用凝血酶棉球填塞止血。

(3)消化道出血:出现头晕、心悸、脉搏细数、出冷汗、血压下降时应及时抢救,给予止血和补充血容量。必要时禁饮食,出血停止后给予温凉流质,逐步过渡至正常饮食。

(4)头面部出血:卧床休息,减少活动,按医嘱及时治疗。

(5)颅内出血:平卧位,高流量吸氧,保持呼吸道通畅,按医嘱应用止血药物及降低颅内压的药物,头部可给予冰袋或冰帽,严密观察病情并记录。

3.感染的护理:参见"再生障碍性贫血"护理措施。

4.营养失调的护理

(1)观察患者呕吐的程度,遵医嘱应用止吐药物,制定合理饮食。

(2)提供安全、舒适、清洁的进食环境。避免食用坚硬、对口腔黏膜有刺激性的食物。

(3)进食后漱口,必要时做口腔护理。

5.化疗的护理

(1)针对化疗的主要毒副作用进行护理。

(2)鞘内注射化疗药物时推注速度宜慢,注射完毕后去枕平卧4~6小时,观察有无头痛、发热等症状发生。

【护理评价】

1.患者能否说出感染的危险因素和感染发生的常见部位,成熟粒细胞是否上升,治疗过程中能否积极配合实施预防感染的措施,能否及早的报告感染症状,体温是否在正常范围。

2.贫血、感染是否减轻,化疗中出现的胃肠道症状是否消失,活动量和持续时间是否增加,进行日常活动时有无不适。

3.能否了解引起或加重出血的危险因素,积极配合治疗,减少或避免出血。

4.能否正确面对患病现实和积极配合治疗、护理,悲观失望情绪有无减轻或已消失。

【健康教育】

1.指导患者学会自我观察、自我防护的知识,避免接触放射性核素或苯类化学物质。

2.遵医嘱坚持用药,不使用对骨髓造血系统有损害的药物和含苯的染发剂。

3.缓解期保证足够的睡眠与休息,适当进行户外运动,进食营养丰富的清淡软食,以增强机体抵抗力。

4.注意个人及饮食卫生,自测体温,学会观察感染和出血表现。

5.定期强化治疗,巩固和维持疗效,定期复查,病情变化时及时就诊。

第三节　淋巴瘤

淋巴瘤是原发于淋巴结或其他淋巴组织的恶性肿瘤,根据组织病理学改变可分为霍奇金淋巴瘤(HL)和非霍奇金淋巴瘤(NHL)两大类。临床表现的共同点:淋巴瘤细胞增生引起淋巴结肿大和压迫症状,侵犯器官组织引起各系统症状。

【护理评估】

1.基础生命体征,意识,疼痛的部位、性质、持续时间、程度及伴随症状。

2.有无局部或全身感染的症状和体征。

3.肿大淋巴结的部位、大小、活动度。

4.营养状态及活动能力。

5.组织器官浸润相应症状体征:如循环系统、呼吸系统、消化系统、骨骼、皮肤等。

6.各项检查及化验结果:三大常规、凝血功能、肝肾功能、淋巴活检等,影像学检查等。

7.药物治疗效果及副作用。

8.心理及家庭支持状况。

【护理问题】

①体温过高;②疼痛;③营养不良:低于机体需要量;④潜在并发症:感染、出血;⑤健康知识缺乏;⑥焦虑;⑦有皮肤完整性受损的危险。

【护理措施】

(一)一般护理

1.保持环境清洁、舒适,经常通风,限制探视人数。

2.给予高蛋白、高热量、高维生素、易消化、无刺激性软食,并补充足量水分,勿食用带刺及坚硬的食物。肠道浸润引起肠梗阻者应根据病情进食流质饮食或禁饮食,必要时行胃肠外营养。

3.一般患者可适当活动,活动时小心,勿碰伤、摔伤,穿平底鞋,勿穿湿拖鞋。严重贫血、出血、感染的患者绝对卧床休息。

4.经常巡视病房,给予生活照料,多与患者沟通,给予心理支持。

(二)症状护理

1.感染的护理:参见"再生障碍性贫血"护理措施。

2.淋巴结肿大的护理

(1)纵隔淋巴结受累时,根据患者的情况采取舒适卧位,呼吸困难时取半卧位,并给予高流量氧气吸入。床旁备气管切开包。

(2)咽淋巴结病变时,鼓励患者进食流质饮食,对于严重吞咽困难的患者,给予鼻饲饮食。对于鼻塞的患者经口呼吸,应注意保护口腔黏膜。

3.病情观察:密切观察病情变化,按时测量生命体征,注意出血倾向,并做好抢救准备。

【护理评价】

1.患者体温是否下降或已恢复正常。

2.能否获得足够的营养,体重有无增加。

3.能否适应疾病带来的改变,情绪是否好转。

4.感染的危险因素是否减少或消除,有无发生严重感染。

5.皮肤是否得到保护,有无放射性皮炎的发生。

【健康教育】

1.注意个人卫生,皮肤瘙痒者避免抓搔皮肤,使用性质温和的洗浴用品。

2.形成规律的生活习惯,注意休息,适当进行户外活动,增强体质。

3.加强营养,进食高蛋白、高维生素饮食,多食粗纤维食物,多饮水,定时排便,预防便秘。

4.教会患者自查淋巴结的方法。

5.按时放、化疗。如有身体不适,如发热、皮肤出血点等及时就诊。

第四节　过敏性紫癜

过敏性紫癜是一种血管变态反应性出血性疾病。由于机体对致敏物质发生变态反应,引起广泛的小血管炎,导致毛细血管脆性及通透性增加、血液外渗,产生皮肤、黏膜和某些器官出血。根据受累部位及其临床表现不同可分为单纯型、腹型、关节型、肾型、混合型五种类型。本病多见于青少年,春、秋季发病较多。主要表现为皮肤紫癜、黏膜出血、腹痛、便血、关节肿痛或血尿。多数预后良好,少数患者可转为慢性肾炎或肾病综合征。

【护理评估】

1.评估病变受累的部位,区分紫癜的类型,腹型紫癜注意与外科急腹症相鉴别。

2.疼痛的性质、部位和程度。

3.大小便的颜色、性状,及时发现脏器出血。

4.各项检查及化验结果。三大常规,凝血功能等。

5.饮食及全身营养状况。

6.药物治疗效果及不良反应。

7.心理状态及家庭支持状况。

【护理问题】

①疼痛:腹痛、关节痛;②腹泻;③有出血的危险;④潜在并发症:慢性肾炎、肾病综合征、肾

衰竭等;⑤健康知识缺乏。

【护理措施】

(一)一般护理

1.保持病室内环境清洁,空气新鲜,阳光充足,温湿度适宜,病室内应定期进行紫外线照射。

2.充分卧床休息,避免过多或过早的行走性活动。

3.避免接触致敏源及相关刺激因素,如动物异性蛋白、抗生素、花粉等。活动时注意安全,避免意外伤害。

4.给予高蛋白、高维生素、易消化饮食,疾病发作期间应选择清淡、易消化软食。有消化道出血时应进流质、冷流质饮食或禁食。

5.加强心理护理,减轻恐惧感。

(二)症状护理

1.监测生命体征变化,观察皮肤黏膜出血部位、范围及变化过程。受累关节的部位、数目、局部有无血肿或功能障碍。

2.注意观察疼痛的部位、性质、严重程度及持续时间,必要时使用解痉剂或消炎止痛药。对于腹型患者,应密切观察疼痛情况及大便的颜色,腹痛时有无伴随症状;关节痛时应适当按摩关节,降低肌张力;避免疼痛部位外伤,尽量减少活动以减轻疼痛,促进出血的吸收;对肾型紫癜的患者,应密切观察尿的颜色。

3.嘱患者不用手搔抓皮肤。

4.长期应用激素治疗时,应给予低盐低脂饮食,每日测血压和体重,并注意疗效及副作用,不可突然停药,应逐渐减量。

5.应用免疫抑制剂时,应监测血常规的变化,防止感染和出血。服用环磷酰胺时应多饮水注意观察尿色及尿量。

【护理评价】

1.皮肤紫癜是否减少,束臂试验有无恢复正常。

2.腹痛、关节痛是否减轻或消失。

【健康教育】

1.嘱患者避免接触与发病有关的食物或药物,防止昆虫叮咬。

2.遵医嘱用药,不得滥服药物。学会监测药物的作用及副作用。

3.适当锻炼,增强体质,预防上呼吸道感染。

4.学会自我调节,保持心态平和。

5.卧床休息,以利于皮肤紫癜消退和减少其复发。

6.忌食辛辣、刺激性食物和海鲜,过敏原不明者不吃过去未吃过的食物。

7.若不慎接触致敏源时应仔细观察有无症状出现,并及时就诊。

8.学会自我监测病情,定期复查。

第五节　特发性血小板减少性紫癜

特发性血小板减少性紫癜(ITP)系血小板免疫性破坏导致外周血中血小板减少的出血性疾病。其临床特点为广泛的皮肤、黏膜或内脏出血,血小板减少,骨髓巨核细胞发育成熟障碍,血小板生存时间缩短及抗血小板自身抗体出现等。根据发病机制、诱因和病程可分为急性型和慢性型两类。

【护理评估】

1. 发病前有无呼吸道感染史,脾脏功能状况。

2. 有无内脏或颅内出血的征象。

3. 皮肤、黏膜出血的部位、范围、程度。

4. 外周血常规、骨髓象及其他实验室检查结果。

5. 饮食及营养状态。

6. 药物治疗效果及副作用。

7. 心理状态及家庭支持状况。

【护理问题】

①感染;②有出血的危险;③营养失调:低于机体需要量;④潜在并发症:颅内出血;⑤健康知识缺乏。

【护理措施】

参见"过敏性紫癜"护理措施。

【健康教育】

1. 告知患者本病春夏易发,应预防感冒,禁服引起血小板减少的药物。

2. 学会观察药物治疗的效果及副作用,定期复查,监测血象变化。

第七章　泌尿、男性生殖系统疾病护理

第一节　急性肾小球肾炎

急性肾小球肾炎(AGN)是一组起病急,以血尿、蛋白尿、水肿和高血压为主要表现,且可有一过性氮质血症的一组疾病。多见于链球菌感染后。好发于儿童,男性多见,预后大多较好。本病治疗以休息及对症治疗为主。老年患者可并发心力衰竭,儿童可并发高血压脑病,急性肾衰竭极少见,为急性肾小球肾炎死亡的主要原因。

【护理评估】

1.发病前是否有感染,如皮肤、上呼吸道感染。

2.生命体征、意识变化,生命体征包括血压(BP)。

3.尿的颜色、性质、量。

4.水肿部位、程度,有无心衰、肺水肿的表现。

5.血清免疫学检查结果:血清 C_3 及总补体,血清抗链球菌溶血素"O"等。

【护理问题】

①血压过高;②体液过多;③有皮肤完整性受损的危险;④有电解质紊乱的危险;⑤潜在并发症:急性左心衰、高血压脑病、急性肾衰竭;⑥健康知识缺乏。

【护理措施】

(一)一般护理

1.活动:急性期卧床休息 2~3 周,待肉眼血尿消失、水肿消退及血压恢复正常后可逐步增加活动量。

2.饮食:急性期给予低盐(少于 3g/d)饮食,明显少尿者应限制液体入量。出现氮质血症时应限制蛋白质的摄入量[0.6g/(kg·d)为宜],应以优质动物蛋白为主,补充各种维生素。

3.用药观察:遵医嘱应用无肾毒性的抗生素,防治感染。严格无菌操作,限制探视人员,使用激素或免疫抑制剂时观察药物的疗效及可能出现的副作用,用药期间不可擅自加量、减量甚至停药。

4.心理指导:医护人员应给予关怀、倾听诉说,多巡视患者,尤其是小儿及青少年应做适当解释与指导。

(二)症状护理

1.水肿的护理

(1)准确记录 24 小时出入量,协助患者控制液体入量(24 小时尿量+500ml),每天定时测量体重。

（2）密切观察水肿的部位、程度、范围，每天评估水肿消长情况，是否有腹水、胸水、心包积液的表现。

（3）保持床单位干燥、平整，翻身时动作轻柔，可用软垫支撑受压部位，避免皮肤损伤。

（4）严重水肿者应避免肌内注射，静脉穿刺拔针后用无菌干棉签按压穿刺部位，防止液体从针孔渗出。

（5）遵医嘱应用利尿剂，监测有无电解质、酸碱平衡紊乱。呋塞米等强利尿剂有耳毒性，应避免与链霉素等氨基糖苷类抗生素同时使用。

2.高血压及高血压脑病的护理

（1）监测血压、意识情况。

（2）严格控制水、盐摄入及利尿剂的使用。

（3）遵医嘱使用降压药、镇静药并观察疗效。

【护理评价】

1.患者水肿能否减轻或消退。

2.有无感染发生。

3.能否按照饮食原则合理进食，主动控制水、钠盐的摄入量。

4.有无并发症出现或并发症能否得到及时治疗。

【健康教育】

1.教会正确测量体重和记录尿量的方法。

2.注意休息，避免劳累。

3.女性患者近期不宜妊娠，以免复发。

4.戒烟戒酒。

5.在儿童集中的场所如幼儿园、小学等地，要特别注意预防呼吸道感染，做好隔离工作。

6.急性肾炎的恢复期可能需要1~2年，当临床症状消失后蛋白尿、血尿等可能仍然存在，应定期门诊复查。

第二节　慢性肾小球肾炎

慢性肾小球肾炎是一组以血尿、蛋白尿、水肿和高血压、肾功能损害为主要表现的原发性肾小球疾病。起病初期常无明显症状，以后缓慢持续进行性进展，病史持续一年以上，最终可致慢性肾衰竭，由于不同的病理类型及病程阶段不同，疾病表现可多样化。以中青年男性患病居多。

【护理评估】

1.病程及此次发病的诱因。

2.生命体征，尤其是血压变化。

3.尿的颜色、性质、量。

4.水肿的部位、程度及全身症状。

5.消化道症状,进食及营养状况。

6.有无泌尿系、呼吸道感染症状。

7.各项检查及化验结果:如尿常规、肝肾功能、肌酐清除率、血清电解质、24 小时尿蛋白定量等。

8.药物治疗效果及副作用。

【护理问题】

①血压过高;②体液过多;③营养失调:低于机体需要量;④健康知识缺乏。

【护理措施】

(一)一般护理

1.注意休息,避免剧烈活动,至肉眼血尿消失、水肿消退及血压恢复正常后方可增加活动量。

2.心理护理:多数患者病程较长,肾功能逐渐恶化,预后差,因此心理护理尤为重要。应指导患者注意避免长期精神紧张、焦虑、抑郁等,这些不良心理可造成肾血流量的减少,加速肾功能的减退。

3.用药护理:长期服用降压药者,应使患者充分认识降压治疗对保护肾功能的作用,嘱患者不可擅自改变药物剂量或停药,以确保满意的疗效。有明显水钠潴留的高血压患者遵医嘱用利尿剂,注意观察利尿剂的效果及副作用。密切观察血压和尿的颜色、性质和量的变化。

(二)症状护理

1.水肿的护理参见"急性肾小球肾炎"护理措施。

2.营养失调的护理

(1)饮食护理:慢性肾炎患者肾功能减退时应给予优质低蛋白饮食,0.6～0.8g/(kg·d),其中 50％以上为优质蛋白,适当增加碳水化合物的摄入,控制磷、钠盐的摄入,同时补充多种维生素及锌元素,以增强食欲。

(2)营养监测:观察记录每天摄取的食物总量、品种,评估膳食中营养成分、结构是否合适,总热量是否足够。

(3)遵医嘱静脉补充营养,加强巡视,避免药液外渗,引起组织坏死。

【护理评价】

1.患者水肿是否减轻或消退。

2.患者营养状态是否得到改善,能否满足日常活动需要。

【健康教育】

1.休息与运动,加强休息,延缓肾功能减退,指导患者优质低蛋白、低磷、低盐、高热量饮食。

2.避免加重肾损害的因素,如预防感染,避免预防接种和应用肾毒性药物等。女性患者近期不宜妊娠,以免复发。

3.教会患者正确测量腹围、体重和记录尿量的方法,记录每天血压、体重、尿量,以便复查时供医师参考。

4.用药指导：介绍各类降压药的疗效、不良反应及使用时的注意事项。

第三节　急性肾盂肾炎

急性肾盂肾炎是常见的上尿路感染，致病菌大多为大肠杆菌。起病急，可有或无尿频、尿急、尿痛，常有腰痛、肋脊角压痛和(或)叩痛，伴有寒战、高热、全身不适、疲乏无力、食欲减退等全身症状，可并发肾乳头坏死和肾周围脓肿。

【护理评估】

1.尿频、尿急、尿痛的程度。

2.体温及尿液变化。

3.有无肾区疼痛。

4.有无感染引起的全身症状：高热、寒战、全身不适等。

5.消化道症状，进食及营养状态。

6.药物治疗效果及副作用。

【护理问题】

①体温过高；②尿路刺激征：尿频、尿急、尿痛；③疼痛；④焦虑；⑤潜在并发症：肾乳头坏死、肾周围脓肿；⑦健康知识缺乏。

【护理措施】

(一)一般护理

1.卧床休息，保持适当的床上或床旁活动，尽量勿站立或久坐。病情缓解后可增加活动量。肾区疼痛时采用屈膝位。

2.给予优质蛋白饮食，如鸡蛋、牛奶、瘦肉等，少进富含饱和脂肪酸的食物，如动物油脂，多吃富含不饱和脂肪酸的饮食，如植物油、鱼油。水肿时给予低盐饮食。

3.遵医嘱用药，观察药物疗效和副作用。口服磺胺类药物时多饮水，同时口服碳酸氢钠以增强疗效，碱化尿液。

(二)症状护理

1.做好高热患者的护理。监测体温、尿液性状的变化，如高热持续不退或体温升高，且出现腰痛加剧时，应考虑可能出现肾周脓肿、肾乳头坏死等并发症，应及时通知医师。

2.尿路刺激征的护理

(1)多饮水，勤排尿。每日饮水量在 3000ml 以上。

(2)遵医嘱合理使用抗生素。尿路刺激征明显者可给予抗胆碱能药物。

(3)注意个人卫生，保持外阴部清洁干燥。

【护理评价】

1.体温是否降至正常，降温过程中有无虚脱发生。

2.尿路刺激征是否减轻或消失。

3.患者是否能说出焦虑的原因,心理状态是否稳定。

【健康教育】

1.注意休息,合理饮食,坚持体育运动,增强机体抵抗力。

2.按时、按量服药,不随意减量或停药,避免使用肾毒性药物。

3.注意会阴部清洁卫生,如局部有炎症应及时治疗。

4.如炎症的反复发作与性生活有关,应注意性生活后即排尿,口服抗生素预防。

5.多喝水、勤排尿是最简便、最有效的预防尿路感染的措施。

6.定期门诊复查。

第四节　肾病综合征

肾病综合征是由各种肾脏疾病引起的具有以下共同临床表现的一组综合征:①大量蛋白尿(尿蛋白定量>3.5g/d);②低蛋白血症(血浆清蛋白<30g/L);③高脂血症;④水肿。其中①、②项为诊断所必需。可并发感染、血栓、栓塞、急性肾衰、蛋白质及脂肪代谢紊乱并发症等。

【护理评估】

1.水肿的诱因、部位、程度、特点及消长情况,有无体腔积液表现。

2.有无尿路刺激征、发热、腹痛等感染征象。

3.有无血栓形成表现,腰痛、下肢疼痛等肾静脉、下肢静脉血栓形成。

4.生命体征、精神状态、体重情况。

5.各项检查及化验结果,如24小时尿蛋白定量、肾功能、血脂、血浆清蛋白等。

6.药物治疗的效果及副作用。

【护理问题】

①体液过多;②营养失调:低于机体需要量;③体温过高;④潜在并发症:血栓、肾功能不全、心脑血管并发症等;⑤健康知识缺乏。

【护理措施】

(一)一般护理

1.严重水肿、低蛋白血症者应卧床休息,待水肿消退、一般情况好转后可适当进行活动。

2.给予低盐、优质蛋白饮食,如鸡蛋、牛奶、瘦肉等,少进富含饱和脂肪酸的饮食,如动物油脂,多吃富含不饱和脂肪酸的食物,如植物油、鱼油。

3.遵医嘱应用激素和细胞毒类药物,不得随意减量或停药。应用环孢素时注意监测血药浓度,使用利尿剂时观察有无电解质紊乱及血容量不足的表现。输注血浆制品不可过频。应用抗凝剂时注意有无出血倾向。

(二)症状护理

1.水肿的护理:参见"急性肾小球肾炎"护理措施。

2.预防感染的护理

(1)加强皮肤、口腔护理。

(2)病室经常通风,保持适宜的温湿度,定时进行空气消毒,减少探视人数。

(3)各种操作严格执行无菌操作原则。

(4)病情好转后或激素用量减少时,适当锻炼以增强抵抗力。

(5)监测体温,注意有无上呼吸道感染、尿路刺激征、腹膜刺激征等感染迹象。

(6)出现感染症状时,遵医嘱正确采集标本送检,根据药敏结果选择有效的抗生素,观察用药后感染有无得到控制。

3.预防血栓的护理

(1)急性期卧床休息,按摩双下肢,恢复期活动与休息交替进行。

(2)遵医嘱应用低分子肝素治疗,用药期间注意监测出凝血时间,有无皮肤黏膜、胃肠道、口腔出血倾向,及时减药,必要时停药。

(3)观察有无肾静脉血栓形成:腰痛,肾脏肿大,肾功能恶化等。

(4)观察有无肺及其他部位栓塞:咯血、喘憋及心肌梗死、脑梗死等。

【护理评价】

1.患者饮食是否合理,能否摄取足够的营养,氮质血症有无加重。

2.能否保持体液平衡,水肿减轻或消退。

3.患者皮肤是否完整,有无感染出现或感染后能否得到及时治疗。

【健康教育】

1.注意休息,适当活动,合理饮食。

2.按时、按量服药,不得随意减量或停药,避免使用肾毒性药物。了解所用药物的副作用。

3.预防各种感染的发生。

4.定期门诊复查。若出现少尿、水肿、感冒等症状时,应及时就医。

第五节　肾结石

肾结石多数位于肾盂肾盏内,肾实质结石少见,可表现为典型的鹿角形或珊瑚形。临床上多发生在青壮年,年龄在21～50岁最多,左右侧发病相似,双侧结石占10%。以肾绞痛伴血尿为典型临床表现,有少数患者仅表现为活动后镜下血尿,感染时可出现脓尿。结石可引起严重的肾积水,继发急性肾盂肾炎或肾积脓,双侧上尿路完全梗阻时可导致无尿。主要手术方式有肾切开取石术、经皮肾镜取石或碎石术等。本节主要讲述肾切开取石术的护理措施。

【护理评估】

(一)术前评估

1.有无腰腹部钝痛或肾绞痛病史及血尿、尿中排出砂石史,有无恶心、呕吐。

2.饮食中有无饮食异常史(如偏食豆腐、菠菜一类食物),有无使用可以引起结石的药物,有无体液流失史、慢性泌尿系感染史、甲状旁腺功能亢进史、长期卧床史。

3.既往有无类似症状发作,治疗方法及检查结果。

4.各种常规检查判断肾功能及结石位置、大小、形态:如腹部平片、泌尿系 B 超、泌尿系CT 等。

5.各脏器功能,营养状态,能否耐受手术。

6.心理及社会支持状况。

(二)术后评估

1.麻醉、手术方式,术中出血、输血、补液情况。

2.生命体征、意识状态。

3.切口愈合及敷料情况。

4.各种引流管的位置,引流物的色、质、量。

5.术后饮食及营养状况。

6.术后各项检查及化验结果。

【护理问题】

①肾绞痛;②排尿异常;③潜在并发症:泌尿系感染、出血、尿瘘、切口感染;④健康知识缺乏。

【护理措施】

(一)非手术治疗

1.大量饮水,保持每日饮水量在 3000ml 以上,饮水量在全天平均分配。睡前应饮水250ml,以增加尿量。结石合并感染时,应使用抗生素控制感染。

2.按医嘱给患者煎服中药利尿溶石,如肾石通、友来特等。

3.观察尿量及尿色,每次排尿于玻璃瓶内,仔细观察碎石排出的情况。

4.适当增加体育活动如跳跃等,可使结石易于排出。

5.出现疼痛时可适当给予解痉镇痛剂。

6.协助完善各项检查,如肾功能检查,X 线腹部平片检查前一晚需口服缓泻剂进行肠道准备。

(二)手术治疗

包括肾盂或经肾窦肾盂切开取石术、肾切开取石术。

1.密切观察生命体征,每 30～60 分钟测量 1 次,直至病情稳定。

2.术后常留置肾造瘘管、肾周引流管和留置导尿管,应妥善固定好引流管,严防脱出、扭曲、受压,密切观察引流液的颜色、性质和量。当肾造瘘管引流液呈鲜红色时应减少活动量并给予止血药物。

3.术后当天取平卧位,前 6 小时为去枕平卧位,麻醉清醒及血压稳定后可改为低坡半卧位或患侧卧位,以利于渗出物引流。绝对卧床休息 12 天以上,防止肾下垂及术后继发出血。

4.术后及时给予止痛药物,避免患者因疼痛而躁动加重术后出血等并发症的发生,可采用止痛剂或自控镇痛泵止痛。根据患者病情调节输液速度。

5. 观察有无尿瘘的出现,保持肾造瘘管及尿管的通畅,当肾周引流液呈尿色时提示有尿瘘发生,可先采取保守治疗,若病情变化可行手术治疗。

6. 术后应早期足量应用抗生素预防感染,同时注意补足液体量,增加尿量达到内冲洗的作用。

7. 指导患者饮食,恢复肠道排气后,给予富有营养的半流质饮食,多饮水,少吃高钙及高草酸盐饮食。

【护理评价】

1. 患者疼痛是否缓解和消失,结石有无排出,身心舒适感是否增强。

2. 血尿是否减轻或停止。

3. 有无感染、尿瘘等并发症发生,若发生,是否得到及时治疗。

4. 肾功能是否维持正常范围。

【健康教育】

1. 鼓励患者多饮水,适当增加活动量。根据结石的成分调节饮食。

2. 遵医嘱口服药物预防结石的形成。

3. 伴有甲状旁腺功能亢进者需积极治疗;长期卧床者行肢体功能锻炼,防止骨脱钙。

4. 定期复查,及时拔除双 J 管。

第六节　输尿管结石

输尿管结石绝大多数来源于肾脏,包括肾结石自行降落或体外冲击波后结石碎块降落所致,约占上尿路结石的 65%。腹部绞痛伴血尿是其特征性临床表现,其他症状包括恶心、呕吐、寒战、高热、排石史等。手术方式有输尿管镜取石术、输尿管切开取石术等。

【护理评估】

(一)术前评估

1. 有无输尿管绞痛病史及血尿史,有无恶心、呕吐。

2. 饮食中有无偏食豆腐、菠菜类食物,有无甲状旁腺功能亢进、长期卧床史。

3. 既往有无类似发作,治疗方法及检查结果。

4. 各种实验室检查结果,了解结石情况及对尿路的影响,判断肾功能。

5. 心理及社会支持状况。

(二)术后评估

1. 麻醉、手术方式,术中出血、输血、补液情况。

2. 生命体征、意识状态。

3. 切口愈合、敷料情况。

4. 各种引流管位置,引流物的色、质、量。

5. 术后进食及营养状况。

6.各项检查及化验结果。

【护理问题】

①疼痛;②舒适改变;③排尿异常;④体温过高;⑤潜在并发症:尿瘘、切口感染;⑥健康知识缺乏。

【护理措施】

(一)非手术治疗

1.大量饮水,日饮水量3000ml以上,饮水量在全天平均分配。睡前应饮水250ml,以增加尿量。结石合并感染时,使用抗生素控制感染。

2.按医嘱给患者煎服中药利尿溶石,如肾石通、友来特等。

3.观察尿量及尿色,每次排尿于玻璃瓶内,仔细观察碎石排出的情况。

4.适当增加体育活动如跳跃等,可使结石易于排出。

5.出现疼痛时可遵医嘱适当给予解痉镇痛剂。

(二)术后护理(输尿管切开取石术)

1.密切观察病情变化,测量生命体征并及时记录。麻醉清醒、血压平稳后取半卧位或患侧卧位,以利于引流。

2.做好引流管护理:术后需留置肾造瘘管、输尿管吻合口引流管、导尿管及双J管,应妥善固定各管路,保证有效引流。观察并记录引流液性状及量,注意有无出血。

3.尿瘘的观察:一般术后都有不同程度的尿液漏出。若输尿管切开取石术患者术后漏尿在3周以上,应作膀胱镜在输尿管内插导管作内支架,可促使输尿管壁切口愈合而停止漏尿。

4.预防感染:尿液引流不畅和残余结石是导致泌尿系感染的主要原因,应监测体温及行血常规检查,遵医嘱应用抗生素。

5.肠蠕动恢复后根据医嘱给予流质饮食,并逐渐过渡至正常饮食。鼓励患者多饮食,保持大便通畅。

【护理评价】

1.患者疼痛是否缓解和消失,结石是否排出,身心舒适感有无增强。

2.血尿是否减轻或停止。

3.有无感染、尿漏等并发症的发生,是否得到及时处理。

4.患者能否掌握预防结石复发的方法。

【健康教育】

参见"肾结石"健康教育。

第七节   膀胱癌

膀胱癌发病率在我国泌尿生殖系肿瘤中占第一位,高发年龄为50~70岁,男女之比为4:1。常见症状为无痛性肉眼血尿,多为全程血尿,常间歇发作,血尿严重时常有血块,或排出洗肉水样尿液或腐肉组织,大多数患者的肿瘤仅局限于膀胱,只有15％的病例出现远处转移。手术方式有经尿道电切术、经尿道激光肿瘤切除术、膀胱切开肿瘤切除术、膀胱部分切除术、单纯膀胱切除术、根治性膀胱切除术。

【护理评估】

(一)术前评估

1.健康史及相关因素:吸烟史、长期接触苯胺类化学物质史。

2.有无消瘦、贫血等营养不良的表现,有无转移的表现及恶病质。

3.辅助检查:膀胱镜所见肿瘤位置、大小、数量,组织病理学检查结果。

4.营养状态及全身脏器功能。

5.有无盆腔脓肿、尿瘘、直肠损伤、肠瘘、肠梗阻等并发症。

6.心理和社会支持状况。

(二)术后评估

1.麻醉、手术方式,术中出血、补液情况。

2.生命体征,意识状态。

3.引流管放置位置,引流物色、质、量。

4.术后进食、营养支持。

5.切口愈合及敷料情况。

6.患者对术后身体变化的接受程度。

【护理问题】

①恐惧、焦虑;②自我形象紊乱;③排尿异常(膀胱刺激征、血尿);④疼痛;⑤潜在并发症:出血、感染、尿瘘、肠梗阻和肠瘘、造口坏死、邻近器官损伤等;⑥健康知识缺乏。

【护理措施】

(一)术前护理

1.执行泌尿外科一般护理常规。

2.做好解释工作,说明手术的目的及教会患者手术后自我护理的方法。加强沟通,解除顾虑。

3.改善全身营养状况,纠正贫血,保持水、电解质的平衡。给予高热量、高蛋白、易消化少渣饮食。嘱患者多饮水、勤排尿,以免血块引起尿路堵塞。

4.肠道准备:行膀胱全切、肠道代膀胱术的患者按大肠癌术前肠道准备进行。

5.拟行输尿管皮肤造口术的患者,术前彻底清洁腹壁皮肤,有利于成形皮肤乳头的成活和防止感染。

6.术前行留置尿管。膀胱有严重感染者,通过导尿管用抗生素反复冲洗膀胱,并保留200～300ml冲洗液于膀胱内,有利于手术中辨认膀胱。

(二)术后护理

1.执行泌尿外科一般护理常规。

2.血压平稳后取半卧位,便于各种引流管的引流,并使腹腔脏器下移,尽快消除耻骨无效死腔,以免发生积液和感染。

3.根据手术方式进行饮食指导。行膀胱部分切除术和膀胱全切双输尿管皮肤造口术后,待肛门排气后可进食富含维生素及营养丰富的饮食。肠道代膀胱术后应暂禁食,利于肠道吻合口的愈合。肠蠕动恢复后,可由流质饮食逐渐过渡到普通饮食。经尿道膀胱肿瘤电切术后6小时可正常进食。

4.保持尿管通畅,若有肠道分泌物或血块阻塞管道,可用无菌生理盐水冲洗,压力不要过大,以免造成吻合口漏。

5.妥善固定各种引流管,观察引流物的性状及量,及时挤压引流管。如有异常及时通知医师处理。

6.做好术后病情观察

(1)观察尿液,肠道代膀胱术后患者尿液中常出现肠道的黏液,呈白色絮状物。嘱患者多饮水,保持尿路通畅,以免黏液堵塞尿道。

(2)尿流改道术后应观察患者有无高氯性酸中毒。若患者出现口苦、头晕、食欲减退、恶心、呕吐等,为高氯性酸中毒的表现,可服用小苏打 1～2g/次,每日 3 次,进行预防。

(3)定期复查钾、钠、氯,根据化验结果,随时给予纠正。

7.造瘘口护理

(1)检查造瘘口颜色、性状、大小,是否肿胀鲜红。若造瘘口颜色灰暗且发绀时,可能为血液供应障碍,应立即通知医师处理。

(2)观察造瘘口引流袋内尿液的颜色及性状、量,一般尿液颜色应由血性逐渐变清澈,且伴有黏膜分泌物。

(3)造口袋开口应剪裁大小合适,与皮肤应粘贴紧密,按时更换。更换造口袋时应评估造口及周围皮肤,有无皮肤刺激症状。更换造口袋时应防止尿液外漏。

(4)教会患者及家属造口的自我管理。

【护理评价】

1.患者的恐惧与焦虑是否减轻。

2.患者能否接受自我形象改变的事实,主动配合治疗及护理。

3.是否发生出血、感染等并发症,若发生,是否得到及时发现和处理。

【健康教育】

1.适当锻炼,加强营养,增强体质。戒烟,避免接触苯胺类致癌物质。

2.术后坚持膀胱灌注化疗药物,膀胱保留术后能憋尿者,即行膀胱灌注免疫抑制剂 BCG(卡介苗)或抗癌药物,可预防或延缓肿瘤复发。膀胱灌注药物后需将药物保留在膀胱内 2 小时,并每半小时变换体位,俯、仰、左、右侧卧位各半小时。

3.尿流改道术后腹部佩带接尿器者,选择合适的造口袋,避免接尿器的边缘压迫造瘘口。保持造口周围的皮肤清洁干燥,定期更换尿袋。

4.定期复查,以便及时发现转移及复发征象。

第八节　前列腺癌

前列腺癌是男性生殖系常见的恶性肿瘤,发病随年龄而增长,其发病率有明显的地区差异,欧美地区较高。早期无明显症状,当肿瘤增大堵塞尿道时可出现良性前列腺增生之临床表现,血尿并不常见,晚期可出现邻近器官受累、病理性骨折、截瘫等。可行手术或内分泌治疗。

【护理评估】

(一)术前评估

1.健康史,有无重要脏器功能异常,营养状态。

2.排尿困难程度及尿频、尿潴留情况。

3.有无肾功能不全表现。

4.各项检查及化验结果,如 B 超、CT 等。

(二)术后评估

1.麻醉、手术方式,术中出血、输血、补液情况。

2.生命体征,意识状态等。

3.进食及营养状态。

4.术后各种引流管的放置位置,引流物的颜色、性质和量。

5.各项检查及化验结果。

6.切口愈合及敷料情况。

【护理问题】

①排尿困难;②潜在并发症:出血、切口感染;③营养失调:低于机体需要量;④疼痛;⑤健康知识缺乏。

【护理措施】

(一)术前护理

1.心理护理:患者可表现为对癌症的否认,对预后的恐惧及不接受尿路改道,应根据患者的具体情况,进行心理疏导,以消除其恐惧、焦虑、绝望的心理。早期前列腺癌可长期生存,中晚期前列腺癌多数通过内分泌治疗和放射治疗可望生存 5 年以上。

2.病程长、体质差、晚期肿瘤出现明显血尿者,应卧床休息,每日观察和记录排尿情况和血尿程度。

3.增加热量及蛋白质的摄入,进食易消化、营养丰富的食品,以纠正贫血、改善全身营养状况。

4.残余尿量多或有尿潴留导致肾功能不全者应行留置导尿。急性尿潴留行留置导尿或膀胱造瘘引流尿液时应间歇缓慢放出尿液。

5.协助患者完成各项术前检查及化验。

（二）术后护理

1.病情观察：老年人多有心血管疾病，加上麻醉及手术刺激可引起血压下降或诱发心脑并发症，应严密观察患者意识状态及生命体征。

2.术后卧位：平卧2天后改半卧位，将气囊导尿管适当向外牵拉，固定于大腿内侧，并应维持一定牵拉力，使气囊压迫前列腺窝，起到压迫止血的作用。防止患者坐起或肢体活动时，气囊移位而失去压迫膀胱颈口之作用，导致出血。

3.饮食指导：术后6小时无恶心、呕吐，可进流质，鼓励多饮水，1～2天后无腹胀即可恢复正常饮食，适量粗纤维食物及新鲜蔬菜水果，避免用力排便。

4.膀胱冲洗：①术后用生理盐水持续冲洗膀胱3～5天。冲洗速度可根据尿色而定，色深则快、色浅则慢。若血尿颜色深红或逐渐加深，说明有活动性出血，应及时通知医师处理。②确保冲洗管道通畅，若引流不畅应行高压冲洗抽吸血块，以免造成过度膀胱充盈、痉挛而加重出血。③准确记录冲洗量和排出量，尿量＝排出量－冲洗量。

5.预防膀胱痉挛：膀胱痉挛时表现为膀胱区压痛，可适当应用吗啡等镇痛剂或口服硝苯地平片等。

6.不同手术方式的护理

（1）经尿道切除术（TUR）：术后易发生TUR综合征，其原因是术中大量的冲洗液被吸收使血容量急剧增加，形成稀释性低钠血症，患者可在几小时内出现烦躁、恶心、呕吐、抽搐、昏迷，严重者出现肺水肿、脑水肿、心力衰竭等。此时应减慢输液速度，给予利尿剂、脱水剂对症处理。TUR术后2～3天尿液颜色清澈，即可拔除膀胱造瘘管；5～7天可拔除留置导尿。

（2）开放手术：耻骨后引流管术后3～4天待引流量很少时拔除；耻骨上前列腺切除术后5～7天、耻骨后前列腺切除术后7～9天拔除导尿管。术后10～14天，若排尿通畅拔除膀胱造瘘管，然后用凡士林油纱布填塞瘘口，排尿时用手指压迫瘘口敷料以防漏尿，一般2～3天愈合。

7.预防感染：早期应用抗生素，每天用消毒棉球擦拭尿道外口2次，防止感染。

8.防止尿失禁：患者于术后1周拔出尿管后，可出现短暂的尿失禁，多在10天左右自愈，为防止尿失禁，可指导患者进行提肛训练。

9.预防并发症

（1）术后1周逐渐下床活动，避免腹压增高及便秘，积极治疗咳嗽，禁止灌肠或肛管排气，以免造成前列腺窝出血。

（2）加强基础护理及生活护理，防止压疮发生，预防心肺并发症。

（3）鼓励患者适当活动，防止下肢静脉血栓及肺栓塞的发生。在停止膀胱冲洗后协助患者下床活动，注意观察有无呼吸困难等肺栓塞症状。

【护理评价】

1.排尿是否恢复正常，排尿是否通畅、能否控制。

2.疼痛是否减轻。

3.患者是否发生并发症，若发生，是否得到及时发现和处理。

【健康教育】

1.术后适当锻炼,加强营养,增强体质。禁止吸烟,对密切接触致癌物质者加强劳动防护,可防止或减少肿瘤的发生。

2.高脂肪饮食,特别是进食动物脂肪、红色肉类是前列腺癌危险因素,豆类、谷物、蔬菜、水果有防癌、减少前列腺癌发病的作用。

3.病情允许,术后半月行放疗和化疗。内分泌治疗、放射治疗均有副作用,尤其是心血管、肺部并发症,用药期间应严密观察。

4.放疗、化疗期间,定期复查血、尿常规,一旦出现骨髓抑制,应暂停治疗。

第九节　肾移植

肾移植术是将同种异体肾植入受者体内,代替已丧失功能的病肾,也称同种异体肾移植。各种终末期肾病是肾移植的适应证。合并恶性肿瘤及艾滋病者是肾移植的禁忌证。慢性肾衰患者,经血液透析或腹膜透析治疗无感染、高血压被控制、电解质平衡、有手术指征,经配型合格,可行同种异体肾移植术。

【护理评估】

(一)术前评估

1.既往史、现病史。

2.有无水、电解质、酸碱代谢紊乱。

3.有无毒物蓄积引起的中毒症状。

4.有无感染灶,如咽喉部、尿道等处的潜伏病灶。

5.进食及营养状态。

6.术前各种常规及特殊检查结果。

7.患者的心理状态及家庭经济条件、支持状况。

(二)术后评估

1.麻醉、手术方式,术中出血,补液情况。

2.生命体征,尤其是血压情况。

3.移植肾的排泄及体液代谢变化。

4.肾移植术后消化道功能、营养及全身状况,有无并发症。

5.引流管放置位置,尿液的颜色、量、性质。

6.切口愈合及敷料情况。

7.心理及社会支持状况。

【护理问题】

①恐惧、焦虑;②营养失调:低于机体需要量;③排尿异常;④生活自理缺陷;⑤潜在并发症:出血、水电解质紊乱、排斥反应、移植肾脏功能衰竭、感染、尿瘘及尿路梗阻等;⑥健康知识

缺乏。

【护理措施】

(一)术前护理

1.对接受手术的患者及家属做耐心的教育,减轻焦虑,保持良好的情绪。

2.合理饮食,限制水分、盐的摄入,应用降压药物,血压控制在正常范围。

3.遵医嘱应用抗生素控制感染,注意预防感冒。

4.术前接受正规有效的血液(腹膜)透析在3个月以上,使机体处于较"理想"状态。术前24小时以内必须增加血液透析一次。注意保护动静脉内瘘。

5.配足术中用血,并急查血电解质,作为与术后对照的指标,观察疗效。

6.向患者及家属简单介绍术后护理的有关事项,如生活用品准备、饮食要求、行特别护理的注意事项等。

7.术前口服免疫抑制剂以减轻术后排异反应。

8.其余参照泌尿外科术前护理常规。

(二)术后护理

1.患者术后进入监护室执行保护性隔离,行特别护理。严格执行无菌操作及消毒隔离措施,每天进行环境的清扫消毒工作。做好口腔、皮肤等基础护理。

2.严密监测生命体征,持续氧气吸入及心电监护,每小时记录血压、脉搏1次,每4小时记录体温1次。以后逐渐延长生命体征监测时间。

3.患者取平卧位,肾移植侧下肢髋、膝关节各屈曲15°~25°,禁止突然变化体位,以利于愈合。血压平稳之后取半卧位。保持大便通畅,防止腹内压增高造成移植肾血管破裂。

4.尿液的观察:

(1)肾移植术后常有3~5天的多尿期,将尿管接一次性精密储尿器,监测每小时尿量。若出现无尿或少尿可能由于低血压、移植肾灌注不良、肾后性梗阻、急性肾衰或排斥反应等。

(2)术后3~5天可出现轻度血尿,要保持尿管通畅,减少患者翻身及活动幅度。定时监测尿常规。

5.掌握"量出为入"的补液原则,根据尿量,匀速输入所需液体。当尿量<200ml/h,输入量为尿量的全量;当尿量在200~500ml/h,输入量为尿量的2/3~3/4,当尿量>500ml/h,输入量为尿量的1/2。补液种类为5%葡萄糖和乳酸钠林格液各1/2交替使用。同时根据实验室检查结果注意补充钾离子等。

6.妥善固定各种引流管,维持有效引流。注意观察引流液的颜色、性状及量。如引流液突然增加且呈尿色,提示有尿瘘的发生,应保持充分引流。双J管于手术后半个月拔除。

7.术后肠蠕动恢复后可进流食,逐步改为半流食、普食。待肾功能恢复、血肌酐正常后,鼓励患者进食高蛋白、高热量、富含维生素及低脂饮食。尿量多时可不限制盐的摄入量。

8.应用免疫抑制剂时,应按时按量服用,不得随意改变剂量或停药,注意观察副作用,定期复查肝、肾功能。如使用液体制剂时应单独建立静脉通路,在规定时间内输入,注意与其他药物的配伍禁忌。

9.注意保护自体动-静脉内瘘。

10.观察有无排斥反应发生。急性排斥反应的主要临床症状有发热、尿量减少,水钠潴留导致体重增加、血压增高,移植肾区闷胀感、肾肿胀、变硬、压痛、无明显诱因的头痛、乏力、食欲减退或情绪变化等。此时应严密监测患者病情并及时通知医师给予处理。

【护理评价】

1.患者尿量是否正常,肾功能是否恢复。

2.各系统中毒症状是否减轻或纠正。

3.有无并发症:手术并发症如出血、感染、尿瘘、肾动静脉栓塞等;器官移植相关并发症如排斥反应和服用免疫抑制剂引起的相关并发症。

【健康教育】

1.限制摄入豆制品和胆固醇,戒烟戒酒。严格限制单糖摄入,以免诱发药物性糖尿病。

2.每天晨起测体温及空腹体重,记录日、夜尿量及 24 小时总尿量以判断肾浓缩功能。学会检查移植肾的大小、质地及触痛等。

3.学会自我保护,预防感染。外出时戴口罩,不要到公共场所或人多嘈杂的环境;及时增减衣服,预防感冒;饭前、便后洗手,饭后漱口,早晚刷牙;饮食新鲜卫生,不吃变质食物;勤更换内衣裤,注意外阴清洁;适度锻炼,控制体重。

4.生活规律,避免暴晒及染发。避免移植肾挤压伤,术后 3 个月避免提重物,着装宽松,以免压迫移植肾。

5.严格遵医嘱用药,坚持自我监测,定期复查,如有不适及时与医师联系。

第八章　神经系统疾病护理

第一节　短暂性脑缺血发作

短暂性脑缺血发作(TIA)是指历时短暂并经常反复发作的脑局部供血障碍,导致供血区局限性神经功能缺失。症状通常在几分钟内达到高峰,持续5～30分钟后完全恢复,最长不超过24小时,但可反复发作。颈动脉系统TIA常见症状为单肢无力或不完全性偏瘫,椎-基底动脉系统TIA典型表现为眩晕、平衡障碍、跌倒发作、短暂性全面性遗忘等。本病为脑卒中的一种先兆表现,如能积极治疗预后较好。

【护理评估】

1.生活饮食习惯,动脉粥样硬化程度。

2.发作时间、次数、表现及完全恢复时间。

3.生命体征,肢体活动、语言障碍程度和恢复情况。

4.各项检查及实验结果:CT或MRI结果。

5.药物治疗效果及副作用。

6.患者及家属对本病的认识程度。

【护理问题】

①有跌倒的危险;②肢体活动障碍;③焦虑;④潜在并发症:脑卒中;⑤健康知识缺乏。

【护理措施】

(一)一般护理

1.高血压者控制血压,避免情绪激动。高血脂者应通过加强运动,调整饮食结构及应用药物治疗降低血脂,改善动脉粥样硬化。

2.症状发作时及时蹲下,防止跌倒。以卧床休息为主。

3.养成良好的饮食习惯,进食低盐、低糖、低脂、富含维生素、易消化食物。多吃新鲜的蔬菜、水果。戒烟、戒酒。

4.遵医嘱正确用药,不得随意改量或停止服药,观察药物疗效及不良作用。

(二)症状护理

1.密切注意生命体征变化,对于伴有腹泻、呕吐、大汗、高热等症状者应遵医嘱及时治疗并适量补液,以防血压过低或血液浓缩诱发脑血栓形成。

2.应用抗凝药物者,应密切观察有无出血倾向。患者若出现全身出血点及青紫斑或消化道出血,应及时报告医师,进行积极治疗。

【护理评价】

1.患者能否了解本病的基本知识,改变生活方式,保持心情愉快,情绪稳定。

2.血压是否维持在正常范围,生命体征是否正常。

3.有无脑卒中等并发症。

【健康教育】

1.保持心情愉快、情绪稳定,避免精神紧张。

2.生活起居规律,坚持适当运动,注意劳逸结合。尤其是经常发作的患者,应避免体力劳动及单独外出。扭头或仰头动作不宜过急,防止诱发 TIA 发作。

3.合理饮食,限制动物油脂的摄入,注意粗细搭配,养成良好的生活方式。

4.按医嘱正确服药,积极治疗高血压、动脉硬化、糖尿病、高脂血症和肥胖病。

5.发现肢体麻木、无力、头晕、头痛、复视或突然跌倒时应引起重视,及时就医。

第二节　脑梗死

脑梗死又称缺血性脑卒中,是指脑部血液供应障碍,缺血、缺氧引起的局限性脑组织的缺血性坏死或脑软化。引起脑梗死的主要原因是供应脑部血液的颅内或颅外动脉中发生闭塞性病变而未能建立及时、充分的侧支循环,使局部脑组织的代谢需要与可能得到的血液供应之间发生超过一定限量的供不应求现象。临床上常见类型有脑血栓形成、脑栓塞和腔隙性梗死。脑血栓形成是脑血管疾病中最常见的一种,其最常见的病因是脑动脉粥样硬化,好发于老年人,常在安静休息时发生,临床分为可逆性缺血性神经功能缺失、完全型、进展型、缓慢进展型4 种类型。

【护理评估】

1.起病的时间、方式,有无前驱症状和伴发症状。

2.了解患者的既往史、服药史、自理能力、生活方式。

3.评估有无卒中高危因素:糖尿病、高血脂、TIA 反复发作、吸烟、饮酒、心脏疾病、已有的脑梗死史等。

4.生命体征、意识状态、瞳孔变化。

5.偏瘫的部位和程度,吞咽、感知障碍,认知、语言能力。大小便情况。

6.各项检查及化验结果:颅脑 CT、MRI、经颅多普勒超声检查,凝血功能等。

7.抗凝、溶栓治疗效果及副作用。

8.心理及社会支持系统。

【护理问题】

①躯体移动障碍;②吞咽困难;③语言沟通障碍;④颅内压增高;⑤抑郁;⑥潜在并发症:脑疝、肺部感染、尿路感染、消化道出血、压疮;⑦有外伤的危险;⑧营养失调:低于机体需要

量;⑨生活自理缺陷;⑩健康知识缺乏。

【护理措施】

(一)一般护理

1.急性期患者应绝对卧床休息,协助患者翻身,做好大、小便护理,预防压疮。

2.保持室内空气清新,避免受凉。

3.提供低脂、易消化软食,可少量多餐。如有吞咽困难、呛咳者给予糊状流质或半流质饮食,必要时鼻饲进食。卧床期间定时按摩腹部,养成良好的排便习惯。

4.多与患者沟通,了解患者心理变化,指导家属关心患者,使患者克服急躁心理和悲观情绪。

(二)症状护理

1.急性期卧床休息期间应平卧或低枕卧位,头部禁止使用冰袋。

2.保持呼吸道通畅,清除呼吸道分泌物,防止窒息、呛咳、误吸或呕吐。遵医嘱给予氧气吸入。

3.应用溶栓药物治疗者,须监测出、凝血时间,严格掌握用药剂量及时间,注意观察有无口腔黏膜、皮肤、脑实质出血倾向。

4.静脉应用血管扩张药者,应监测血压并根据血压变化调整输液滴速,血压保持在稍高于患者基础血压的水平上。

5.指导患者进行早期肢体被动和主动运动,卧床期间保持肢体功能位。病情稳定后鼓励患者进行主动锻炼,并逐渐加大活动量。失语患者应加强语言康复锻炼。

【护理评价】

1.患者能否坚持按计划进行语言或肢体的康复训练,自理能力及活动能力有无改善。

2.能否掌握防止呛咳或误吸的方法,能否进行正确鼻饲,有无误吸及营养失衡。

3.卧床期间有无发生压疮、感染等并发症。

【健康教育】

1.积极治疗原发病,如高血压、高血脂病、糖尿病等。指导患者正确服药。

2.以低脂、低胆固醇、富含维生素饮食为宜,忌烟、酒。多进食粗纤维食物,保持大便通畅。

3.老年人晨间睡醒后不要急于起床,最好静卧10分钟后再缓缓起床,以防体位突然改变致血栓脱落。

4.鼓励患者进行力所能及的劳动,平时参加一些适度体育活动,以促进血液循环。

5.语言、感知、运动障碍的患者应坚持进行康复训练,家属应鼓励患者并为其提供良好的休养环境。

第三节　脑出血

脑出血是指非外伤性脑实质内的出血,以高血压、动脉粥样硬化为最常见原因。此病发病急骤,常在活动中发病,与情绪激动、饮酒、过于劳累、用力排便等诱因有关。由于出血部位不同,临床表现各异。急性期多表现为突发剧烈头痛、呕吐、偏瘫、失语、意识障碍、大小便失禁等。急性期过后可有偏瘫、失语、脑软化等后遗症。

【护理评估】

(一)非手术治疗评估

1.起病方式,有无诱因:精神紧张、劳累、睡眠不足、情绪激动、用力排便等。

2.既往有无高血压、动脉粥样硬化史,有无脑卒中家族史。

3.生命体征、意识状态、瞳孔变化及有无脑疝的前驱症状。

4.神经功能缺损的程度,自理能力和生活习惯的改变。

5.有无焦虑、恐惧等心理改变。

6.颅脑影像学检查结果:出血部位、量。

7.用药的情况:是否服用降压药、抗凝药。所用药物的种类、用法和时间。

8.家庭支持情况。

(二)术后评估

1.麻醉、手术方式,术中出血部位、量,补液、输血情况。

2.生命体征、意识状态、瞳孔变化,血氧饱和度等。

3.引流管的位置、固定方式,引流量、性质。

4.术后进食、营养状态。

5.各项检查及化验结果:颅脑影像学资料,凝血功能检查等。

【护理问题】

①意识障碍;②躯体移动障碍;③语言沟通障碍;④其他并发症:脑疝、消化道出血、脑神经损伤、再出血、压疮等;⑤健康知识缺乏;⑥生活自理缺陷。

【护理措施】

(一)一般护理

1.绝对卧床休息,床头抬高15°~30°,以减轻脑水肿。保持环境安静,严格限制探视,减少搬动,避免各种刺激。

2.协助生活护理,提供高蛋白、富含维生素的清淡饮食或遵医嘱鼻饲。做好大小便护理,保持会阴部清洁,留置导尿护理参见"泌尿外科一般护理常规"。

3.卧床期间定时翻身、叩背,保持床单位整齐,干燥,防止压疮。意识障碍者加床档,必要时使用约束带。

4.床旁备好抢救用品。密切观察病情变化,如意识、瞳孔、头痛的变化,定时测量生命体征等,如发现异常及时报告医师立即抢救。

5.意识清楚的患者,谢绝探视,以免情绪激动。

6.严格遵医嘱用药,观察药物疗效及不良反应。应用脱水剂时应准确记录24小时出入量,监测水、电解质的变化。适当应用降压药,使血压保持在适当范围,忌短时间内急剧降压。

(二)症状护理

1.观察患者有无脑疝先兆,如头痛、呕吐、视神经乳头水肿、血压升高、脉搏变慢、呼吸不规则等,应及时通知医师处理,遵医嘱给予脱水剂降低颅内压并配合抢救。

2.留置胃管患者每次鼻饲前要抽吸胃液,若患者有呃逆、腹部饱胀、胃液呈咖啡色或黑便,应暂停鼻饲,立即通知医师给予处理。昏迷患者24～48小时内禁食,以防止呕吐物反流至气管造成窒息或吸入性肺炎。

3.加强呼吸道管理,保持呼吸道通畅。保持口腔清洁,生活不能自理者应每天按需给予口腔护理。患者呕吐时应将头偏向一侧,防止误吸。鼓励患者咳痰,必要时给予雾化吸入。

4.急性期应绝对卧床休息2～4周。卧床期间保持瘫痪肢体功能位,恢复期鼓励并协助患者进行主动及被动康复训练,每天2～3次,防止瘫痪肢体的挛缩畸形。对失语的患者应进行语言方面的康复锻炼。

(三)术后护理

1.密切注意观察病情变化,尤其是意识、瞳孔及生命体征的变化,注意有无脑疝征象。术后24小时内易出现再次出血,当患者意识障碍加重、脉搏缓慢同时血压升高要考虑再次脑出血的可能,应及时通知医师。血压过高患者应及时应用降压药控制血压,在降压过程中应避免血压过低造成脑供血不足而加重脑损害。

2.绝对卧床休息,抬高床头15°～30°,利于静脉回流,可减轻脑水肿,降低颅内压。吸氧可改善脑缺氧,减轻脑水肿。协助患者翻身时动作要轻,尽量减少搬动,必要时加床档以防止坠床。意识清醒的患者,谢绝探视,以免情绪激动。

3.脑出血昏迷患者24～48小时禁食,以防呕吐物反流至气管造成窒息或吸入性肺炎。

4.做好基础护理。加强口腔、皮肤护理及呼吸道管理,预防并发症。

5.术后注意补液速度不宜过快,量出为入,以免加重脑水肿。遵医嘱静脉输注脱水药物,一般用20%甘露醇250ml在20～30分钟滴完,防止药液渗漏于血管外,以免造成皮下组织坏死;不可与其他药液混用;血压过低者禁止使用。

6.术后常规应用抑制胃酸分泌药物,预防应激性溃疡及消化道出血。

7.血肿引流的护理。注意引流液量的变化,如果引流量突然增多者应考虑颅内再次出血。一般脑室引流管引流时间在1周左右,待脑脊液颜色恢复正常,试夹闭引流管后颅内压正常时即可拔管。

8.术后患者常出现偏瘫失语,应加强肢体功能锻炼和语言训练。协助患者进行肢体的被动活动,进行肌肉按摩,防止肌肉萎缩和关节畸形。

【护理评价】

1.颅内出血是否得到有效的处理,颅内压是否正常,生命体征是否平稳。

2.颅内压急剧升高是否得到及时治疗与护理。

3.是否有呼吸、泌尿系统等并发症出现。

4.患者意识障碍是否好转、恢复。

5.头痛是否得到缓解,手术切口疼痛是否减轻。

6.患者是否能正确对待语言、肢体功能障碍。

【健康教育】

1.指导患者进食低盐、低脂肪、清淡饮食,保证营养。多吃新鲜蔬菜水果,保持大便通畅。

2.遵医嘱正确服药,注意监测血压,在医师指导下将血压控制在正常范围。

3.生活有规律,保证充足睡眠,适当运动,避免过度劳累、用脑过度和突然用力过猛。

4.保持平和的心态和乐观的人生态度,有偏瘫、失语者应积极面对现实,并加强肢体功能锻炼、语言训练,仍需长期卧床者应预防皮肤压疮。

第四节　蛛网膜下腔出血

蛛网膜下腔出血(SAH)是指各种原因导致的出血、血液直接进入蛛网膜下腔的总称。本病最常见原因是先天性动脉瘤破裂,其次是脑血管畸形、高血压和动脉硬化。起病急骤,常在突然用力或情绪激动时发生,表现为突发剧烈头痛、恶心、呕吐、脑膜刺激征(颈项强直、克氏征阳性、布氏征阳性)和血性脑脊液。个别重症患者可发生昏迷、脑疝甚至死亡。

【护理评估】

1.既往史:动脉硬化、高血压、颅内血管畸形或动脉瘤等。

2.起病情况,有无诱因或前驱症状。

3.头痛的评估:部位、性质、持续时间、缓解方式,有无诱因及其他伴随症状如大汗、恶心、喷射性呕吐等。

4.生命体征、意识状态、瞳孔变化,脑膜刺激征。

5.运动、感觉、语言障碍情况,生活自理能力。

6.实验室及其他检查:颅脑 CT 检查、数字减影血管造影(DSA),脑脊液检查。

7.药物治疗效果及副作用。

8.心理及社会支持状况。

【护理问题】

①头痛;②体温过高;③意识障碍;④颅内压过高;⑤潜在并发症:脑疝、癫痫、再出血、脑血管痉挛、消化道出血;⑥健康知识缺乏;⑦生活自理缺陷。

【护理措施】

(一)一般护理

1.急性期应绝对卧床休息 4～6 周,床头抬高 30°,保持环境安静,避免各种刺激。意识清楚的患者,谢绝探视,以免情绪激动。

2.提供高蛋白、高维生素的清淡饮食,多食新鲜蔬菜、水果,保持大便通畅。吞咽障碍或昏迷者遵医嘱给予鼻饲。

3.协助患者做好生活护理,定时翻身、叩背,保持床单位整齐、干燥,防止压疮。瘫痪肢体保持功能位,坚持肢体的主动及被动锻炼。

4.遵医嘱定时使用脱水剂、止血药,记录 24 小时出入量。应用甘露醇等脱水剂时注意快速滴入,切勿漏入组织中,以防组织坏死。

5.需行手术治疗者应积极做好术前准备。

(二)症状护理

1.密切观察病情变化,如意识、瞳孔的变化、头痛情况、意识状态、肢体活动、有无脑疝先兆,定时测量体温、脉搏、血压等,如发现异常及时报告医师积极处理。如出现视神经乳头水肿、血压升高、脉搏变慢、呼吸不规则,应及时通知医师处理,遵医嘱给予脱水、降颅压药物。

2.保持呼吸道通畅,呕吐时头偏向一侧,及时清除呼吸道分泌物。

3.发热者应及时采取降温措施,观察降温效果。

【护理评价】

1.头痛症状是否逐渐减轻,有无发生颅内压增高或增高时能否得到及时救治。

2.患者意识障碍程度是否减轻,生活自理能力有无改善。

3.有无发生再出血或其他并发症,如误吸、消化道出血、脑疝等。

【健康教育】

1.女性患者 1～2 年内应避免妊娠和分娩。

2.告知患者复发的危害性,配合医师及早做好脑血管造影及手术根治。

3.保持情绪稳定,避免过分喜悦、愤怒、焦虑、恐惧、惊吓等不良刺激。

4.饮食清淡,戒烟酒,忌暴饮暴食,保持大便通畅。

5.保证充足睡眠,适当锻炼,避免过度劳累、用脑过度和突然用力过猛。

6.按医嘱正确服药,定期门诊复查。

第五节 癫 痫

癫痫是指大脑神经元异常放电,引起短暂中枢神经系统功能失常的一种慢性脑部疾病,具有突发、反复发作的特点。常见原因:脑损伤、各种脑炎、脑血管病、脑瘤、先天性脑发育畸形和脑缺氧等。痫性发作分部分性发作和全面性发作。全身性强直-阵挛发作为最常见的全面性发作,以意识丧失和全身对称性抽搐为主要特征。癫痫持续状态是指一次癫痫发作持续 30 分钟以上,或连续多次发作、发作间期意识或神经功能未恢复至通常水平,为神经内科常见的急症。

【护理评估】

1.高热及外伤、颅脑手术史,药物治疗史。

2.前驱症状、发作诱因及表现,有无呼吸道堵塞。

3.发生的频率、时间和地点、类型、持续时间。

4.定向力、记忆力、判断力、语言能力。

5.有无外伤、大小便失禁,自理能力。

6.有无人格、智能、情感、行为等方面的改变。

7.各项检查及化验结果:血药浓度、脑电图、颅脑 CT 或 MRI。

8.抗癫痫药物治疗效果及副作用。

9.工作、学习、社交情况。

【护理问题】

①有窒息、误吸的危险;②有受伤的危险;③潜在并发症:脑水肿、酸中毒或水电解质紊乱、感染等;④健康知识缺乏。

【护理措施】

（一）一般护理

1.提供低脂、低盐、易消化、富含纤维素的食物。保持大便通畅,便秘者可用缓泻剂或开塞露,排便时避免屏气用力,禁止灌肠。大便失禁者注意防止肛周皮肤受损。

2.安排患者住单人房间,保持病室内安静,尽量减少外界刺激。嘱患者在房间内活动,有家属陪同。床旁备有开口器、压舌板、吸痰装置、气管切开包等急救用品。

3.多与患者沟通,了解其思想动态,使患者保持精神愉快,避免情绪激动。

4.指导患者及家属避免癫痫的诱发因素,如饱食、劳累、生气或过分兴奋等。随时观察有无癫痫发作,如出现先兆应立即就地躺下,以防跌倒。不能单独沐浴、游泳、登高、驾驶或外出,随身携带健康卡片。

5.严格遵医嘱服用抗癫痫药物,禁止随意增减药物、换药或停药,间断不规则服药不利于癫痫的控制,易导致癫痫持续状态的发生。

（1）缓释剂不得研碎服用。

（2）多数抗癫痫药物为碱性,饭后服用可减少胃肠道刺激。卡马西平和食物同服可增加其吸收。

（3）应用抗癫痫药物前应查肝、肾功能和血、尿常规,服药后需每月复查血、尿常规,每季度复查肝、肾功能。监测血药浓度,特别是在增减药量、更改药物时。

（4）密切观察药物不良反应:有无厌食、恶心、呕吐等胃肠道反应;有无头晕、视物模糊、嗜睡、注意力下降、共济失调等中枢神经系统症状和体征。

（5）观察常用药物的一些特殊不良反应,注意药物间的相互作用。化学结构相同的药物和副作用相同的药物应避免合并使用。

（二）症状护理

1.发作时应立即让患者就地平卧,观察发作的情况,如意识与瞳孔的变化、眼球凝视和转头方向以及抽搐的部位、持续时间等,并详细记录。

2.吸氧,保持呼吸道通畅,平卧并将头偏向一侧,取下义齿和眼镜,松开衣领腰带,使用牙垫防止舌咬伤。备好吸痰用物。

3.加用床档,专人守护。癫痫发作时切勿用力按压患者肢体,防止脱臼或骨折。患者若出现兴奋、躁动时,应加强保护,防止自伤或他伤。

4.严格遵医嘱准确、及时用药,建立有效的静脉通路。缓慢静注地西泮,密切观察患者意识、呼吸、心率、血压的变化。

5.密切观察生命体征,监测电解质的变化。遵医嘱静脉快速滴注脱水剂。限制饮水量,清除呼吸道分泌物。

6.因发作时患者会大汗淋漓,大、小便失禁,待发作过后应更换衣物,擦干皮肤,预防感冒。

7.抽搐停止后仍无自主呼吸者应及时进行人工辅助呼吸。

【护理评价】

1.护士能否及时发现癫痫发作前兆,采取保护及治疗措施。

2.有无发生误吸造成的窒息、吸入性肺炎等并发症。

3.生命体征是否稳定,感染是否得到及时治疗。

4.患者及家属能否保持良好心态,积极配合治疗。

【健康教育】

1.合理饮食,提供清淡、易消化、无刺激性、营养丰富的饮食,避免过饥或过饱,戒烟酒。

2.指导患者不单独外出,外出时随身携带有注明姓名、地址、诊断、联系方式的卡片,以便急救时参考。

3.指导患者了解过度疲劳、便秘、停药、感染、睡眠不足和情感冲动等诱发因素。指导其生活、工作有规律;不登高、不游泳、不驾驶车船及航空器,不在炉火及高压电机旁工作。

4.鼓励患者适当的参加体力和脑力活动。

5.告知患者应坚持长期、规律、按时服药及勿擅自停药、减量或换药,避免漏服。定期复查肝肾功能、血常规。

第六节　帕金森病

帕金森病(PD)又称震颤麻痹,是一种较常见的椎体外系统病,以静止性震颤、肌强直、运动迟缓和姿势步态异常为主要临床特征。为黑质和黑质纹状体系统变性的一种慢性疾病。多发生于50岁以上的中老年人,男性多见。起病缓慢,呈进行性发展。

【护理评估】

1.了解起病情况:时间和形式。有无肢体颤动、精细动作能否完成,有无肌强直,运动迟缓,姿势步态异常。

2.进食及营养状况,生活自理能力。

3.有无抑郁、自卑、恐惧等异常心理。

4.有无外伤、压疮、感染、便秘等并发症的发生。

5.各项检查结果:PET或SPECT与特定的放射性核素检测等。

6.药物治疗效果及副作用。

【护理问题】

①躯体移动障碍;②吞咽困难;③便秘;④认知功能障碍;⑤潜在并发症:肺部感染、压疮、外伤;⑥健康知识缺乏。

【护理措施】

（一）一般护理

1.提供适量优质蛋白、高热量、低胆固醇、低盐、低脂、高维生素、易消化软食,可少食多餐。鼓励患者多吃新鲜蔬菜和水果,多饮水,保持大便通畅。由于高蛋白饮食会影响左旋多巴的疗效,故不宜过多进食蛋白质。

2.保持环境整洁,避免精神刺激,以免加重震颤。房间内设施以利于患者活动且保障患者安全为原则进行家具安置,将日常所用物品放在患者伸手可及之处,必要时为患者配备手杖、走廊扶手。

3.测试体温时需在有人辅助下进行腋下测温,禁止测口温。

4.鼓励患者表达得病后的内心感受,给予关注和倾听,做好疏导工作,鼓励患者自我护理。

5.协助生活不能自理者做好皮肤、口腔、排泄等基础护理。

（二）症状护理

1.鼓励患者多进行主动运动和腹肌运动,如腹式呼吸,促进肠蠕动,必要时给予开塞露等通便药物。

2.进食、吞咽困难者应在饮食时保持坐位或半卧位,给予患者充足的时间咀嚼、吞咽。咀嚼及吞咽功能障碍者应选用稀粥、面片等小块食物或黏稠不宜反流的食物,指导患者少量分次吞咽;进食困难、饮水呛咳者应及时给予鼻饲饮食。

3.做各项检查应有专人陪护,轻者可下床活动,严重震颤麻痹和肌张力增高者应卧床休息,病床应加床档。移开环境中的障碍物,注意患者在活动和行走时的安全。对有抑郁、幻觉的患者要注意防止意外,防止自杀。对痴呆患者防止走失。

4.遵医嘱正确应用药物,观察药物疗效及不良反应。左旋多巴制剂会有食欲减退、恶心、呕吐、腹痛、体位性低血压、失眠等不良反应;抗胆碱能药物常见不良反应为口干、眼花、少汗、便秘、排尿困难等,青光眼及前列腺肥大者禁用;金刚烷胺的副作用有口渴、失眠、食欲减退、脚踝水肿、视力障碍、心悸、精神症状等,有严重肾病者禁用;多巴胺受体激动剂常见不良反应有消化道症状、头晕、乏力、皮肤瘙痒、便秘等,剂量过大时可有精神症状、体位性低血压等,服用时应从小剂量开始,逐步增加至维持量。

5.卧床者鼓励翻身,做主、被动运动,防止关节固定、压疮及坠积性肺炎,按气候增减衣服。

【护理评价】

1.生活自理能力能否达到自理或部分自理。

2.语言沟通能力有无改善。

3.能否营养合理,有无便秘发生。

【健康教育】

1.注意营养,宜低脂、低蛋白饮食。预防感冒。

2.指导患者正确服药,不得随意增减药量或停药,指导患者学会观察药物的副作用。

3.指导患者进行运动,身体姿势、步态、语言等日常功能训练。

4.定期门诊复查。

第九章　内分泌和代谢、营养性疾病护理

第一节　甲状腺功能亢进症

甲状腺功能亢进症简称甲亢,是指由多种病因导致的甲状腺功能增强,甲状腺激素(TH)分泌过多所导致的临床综合征,其原因包括弥漫性毒性甲状腺肿(Graves 病)、结节性毒性甲状腺肿和甲状腺自主高功能腺瘤,以 Graves 病最多见。临床主要体征有甲状腺弥漫性增大,扪诊可有震颤感、眼征、高代谢症候群和自主神经功能失常等。患者常多语,性情急躁,易激动,失眠,怕热,多汗;伴有心悸、脉快、脉压增大;基础代谢率增加,食欲亢进,消瘦,易疲劳;典型者双眼突出,眼裂增宽。甲状腺大部切除术是目前治疗甲亢的一种常用而有效的方法。

【护理评估】

(一)非手术治疗评估

1.发病时间,有无发病的应激因素,如精神刺激、感染、创伤等。

2.有无乏力、多食、消瘦、怕热、多汗。

3.有无排便次数增多以及心慌、气短等表现。

4.有无情绪改变,如急躁、易怒、焦虑,人际关系紧张等改变。

5.甲状腺肿大程度,有无声音嘶哑、呼吸困难、气管移位等情况。

6.各项检查及化验结果:术前常规检查,甲状腺功能测定,颈部 B 超等。必要时检查血清降钙素和甲状旁腺素。

7.药物治疗效果及副作用。

8.患者的心理状态及对疾病的认知程度。

(二)术后评估

1.麻醉、手术方式,术中出血、补液情况。

2.生命体征,血氧饱和度,意识状态。重点是呼吸频率、深度,有无缺氧表现。

3.切口愈合,引流管放置位置,引流物的性状和量。

4.局部有无渗血、渗液、出血、血肿等。

5.发音、吞咽情况。

6.有无低钙症状:口周、四肢肢端麻木等。

7.各项检查及化验结果:甲状腺功能测定、血清降钙素、甲状旁腺素等。

8.药物治疗效果及副作用。

【护理问题】

①焦虑、恐惧；②营养失调：低于机体需要量；③有甲状腺危象的危险；④潜在并发症：出血、呼吸困难、窒息、喉上（喉返）神经损伤；⑤健康知识缺乏。

【护理措施】

(一)一般护理

1.保持环境安静，室温稍低，注意通风换气。保证休息，避免疲劳。

2.入院时测量体重及生命体征并记录，以后每天测量脉搏4次，注意节律的变化。每周测量体重两次。

3.提供高热量、高蛋白、富含维生素和钾、钙的饮食。每天饮水2000~3000ml，有心脏病者应避免大量饮水。限制高纤维素饮食，如粗粮、蔬菜等，以免引起腹泻。避免进食含碘丰富的食物，如海带、紫菜、海蜇等。禁止摄入浓茶、咖啡等刺激性食物或饮料。

4.遵医嘱用药，注意观察药物疗效及不良反应。使用抗甲状腺药物常见的不良反应有粒细胞减少、药疹、中毒性肝炎、肝坏死、精神症状、狼疮样综合征、味觉丧失等。

5.关心、体贴患者，态度和蔼，避免刺激性语言，耐心做好解释疏导工作，解除患者的焦虑和紧张情绪，主动配合治疗。

6.需行手术者应进行体位练习：术前练习颈过伸位。取平卧位，肩下垫枕头，头向后仰。甲状腺瘤患者练习1.5~2h/d，结节性甲状腺肿患者2~2.5h/d，甲亢患者2.5~3.5h/d，循序渐进。

7.完善术前各项检查：除血、尿、便常规，生化、电解质，澳抗等检查外还需做以下检查。

(1)颈部X线片：了解食管有无受压和结节性质。

(2)心电图检查：检查心脏有无扩大、杂音、心律不齐等。

(3)喉镜检查：了解声带功能。

8.每天测定基础代谢率，了解甲状腺的功能状态，避免在基础代谢率高的情况下手术。

9.术前口服碘剂以减轻甲状腺充血，使腺体缩小变硬，有利于手术进行。服用方法：用1ml注射器吸取碘液，按规定的滴数加于馒头、蛋糕等食物上食用，以减轻对口腔黏膜的刺激。注意用药后反应。

(二)症状护理

1.重症浸润性突眼的护理

(1)保护角膜和球结膜，佩戴眼罩或有色眼镜防止光、风、灰尘刺激。

(2)结膜水肿、眼睑不能闭合者，经常以眼药水滴眼保持角膜湿润，睡前涂以抗生素眼膏或用生理盐水纱布湿敷，抬高床头，限制水及盐的摄入，并训练眼外肌活动。

2.甲状腺危象的护理

(1)住单人房间，保持环境安静、避光。绝对卧床休息，呼吸困难时给予半卧位、氧气吸入。各项诊疗活动尽量集中进行，保证患者休息。

(2)建立静脉通路，及时准确遵医嘱应用药物如碘剂或激素。严密观察生命体征和病情变化,准确记录出入量。

(3)高热、腹泻、昏迷者做好对症护理。

(三)术后护理

1.体位:麻醉清醒、生命体征平稳后取半卧位,有利于呼吸及伤口渗出液的引流。24小时内减少颈部活动以减少出血。变更体位时,用手扶持头部,减轻疼痛。术后患者应减少说话,以使声带和喉部处于休息状态。

2.饮食:术后4小时可进冷流质,以减轻吞咽困难和咽部不适感。如无神经损伤可逐步过渡至正常饮食。

3.并发症的观察及护理

(1)出血:观察伤口敷料情况,有无颈部迅速肿大、烦躁、呼吸困难等,有异常及时通知医师处理。必要时剪开缝线,清除淤血。如患者咽部有分泌物咳嗽时,勿用力咳嗽,以免引起结扎线脱落出血。

(2)呼吸困难或窒息:由出血、喉头水肿、气管塌陷、痰液阻塞等引起。是术后最危急的并发症,多发生在术后48小时内。注意观察患者病情变化,床旁常规备气管切开包。

(3)喉返神经损伤:一侧喉返神经损伤患者出现声嘶,两侧喉返神经损伤患者出现失音、呼吸困难或窒息。

(4)喉上神经损伤:若损伤外支则出现声带松弛、声调降低;若损伤内支,出现呛咳或误咽,可进半固体食物,如蛋糕、面包等。

(5)手足抽搐:甲状旁腺损伤引起,患者出现口周、四肢感觉异常,四肢震颤抽搐。发作时立即静注10%葡萄糖酸钙。

(6)甲状腺危象:临床表现为术后12~36小时突发高热(>39℃)、脉快而弱(>120次/分钟)、大汗、烦躁不安、谵妄,甚至昏迷,常伴有呕吐、腹泻。故应严密观察患者生命体征及意识情况,发现异常及时处理。

4.减轻疼痛:避免颈部过度伸展,可引起牵拉痛;过度弯曲可压迫器官;活动时头部应缓慢,不应快速头部运动;起立时,宜用手支持头部,以防缝线牵拉引起疼痛。

【护理评价】

1.患者能否摄取适当的饮食,每日大便次数是否减少,心率是否减慢到正常范围,体重是否恢复到正常并保持稳定。

2.能否保证足够的休息和睡眠,活动耐力是否增加。

3.能否采取措施保护眼睛,无结膜炎、角膜炎等并发症发生。

4.病情能否得到控制,无甲状腺危象发生或被及时发现并得到及时处理。

5.情绪是否稳定,人际关系能否改善。

【健康教育】

1.合理安排工作、学习与生活,避免过度紧张。指导患者了解引起甲状腺危象的诱因,尤其精神因素在发病中的重要作用。

2.保守治疗者坚持长期服用抗甲状腺药物,手术后遵医嘱服用甲状腺素片,不可自行减量、停药。了解药物常见的副作用。

3.每天清晨自测脉搏、体重。脉搏减慢、体重增加、大便次数减少是治疗有效的标志。

4.保守治疗者应进低碘、高热量、高蛋白、高维生素饮食,少量多餐。

5.术后坚持颈部锻炼,防止因瘢痕挛缩导致的功能障碍。

6.了解甲亢的有关知识以及眼睛的防护方法。

7.定期门诊随访,检查血常规、肝功能、甲状腺功能,及时了解病情变化。

第二节　甲状腺功能减退症

甲状腺功能减退症简称甲减,是由各种原因导致的低甲状腺激素血症或甲状腺激素抵抗而引起的全身性低代谢综合征,其病理特征是黏多糖在组织和皮下堆积,临床表现为黏液性水肿。成人原发性甲状腺功能减退症占成人甲减的 90% 以上,主要病因是自身免疫障碍、甲状腺受损、碘摄入过量和过量服用抗甲状腺药物等。

【护理评估】

1.有无畏寒、嗜睡、反应迟钝、易疲劳、记忆力减退等。

2.生命体征,有无窦性心动过缓、心音减弱、体腔积液等心血管系统表现。

3.颜面、眼睑、手皮肤有无水肿。

4.有无厌食、腹胀、便秘等消化道症状。

5.有无黏液性水肿昏迷表现。

6.各项检查及化验结果。

7.药物治疗效果及副作用。

【护理问题】

①便秘;②体温过低;③活动无耐力;④潜在并发症:黏液性水肿昏迷;⑤健康知识缺乏。

【护理措施】

(一)一般护理

1.坚持散步、慢跑等体育锻炼,注意生活规律。

2.平衡膳食,多饮水、多进食粗纤维食物。可顺时针方向按摩腹部,每日定时排便,养成规律排便的习惯。

3.注意保暖,冬季保持室温在 22~23℃。

4.监测生命体征变化,观察患者有无体温过低的表现以及心动过缓等现象。

5.遵医嘱按时服药,观察药物疗效及过量服用甲状腺激素的症状;若患者出现多食、消瘦、脉搏增快、体重减轻、情绪激动、发热、大汗等情况时及时报告医师。服用利尿剂者应同时记录出入量。

(二)症状护理

黏液性水肿昏迷的护理:

(1)常见诱发因素:寒冷、感染、手术、麻醉剂和镇静剂的应用。

（2）监测生命体征，如意识、体温、脉搏、血压、呼吸及全身黏液性水肿情况，如出现体温低于 35℃、呼吸浅慢、心动过缓、血压降低、嗜睡等表现或口唇发绀、呼吸深长、喉头水肿等症状应立即通知医师。

（3）立即建立静脉通道，给予甲状腺激素和氢化可的松等急救药物；保持呼吸道通畅，吸氧，必要时行气管插管；心电监护监测生命体征，准确记录出入量；注意保暖，适当提高室温，但避免局部热敷。

【护理评价】

1.患者畏寒、嗜睡、易疲劳、记忆力减退等症状是否得到改善。

2.食欲是否增加，腹胀是否消失，大便是否正常。

3.颜面部、双下肢、手皮肤水肿是否好转。

4.能否避免诱发黏液性水肿昏迷的各种诱发因素。

【健康教育】

1.地方性缺碘者采用碘化食盐。因药物引起甲减者应调整剂量或停药。

2.预防感染。保持皮肤清洁，使用性质温和的洗浴用品。避免皮肤破损、创伤。

3.慎用镇静、催眠、止痛、麻醉药。指导患者了解黏液性水肿昏迷发生的原因及表现，学会自我观察。

4.帮助患者了解终生服药的必要性、重要性。按时服药，不可随意停药或变更剂量。

5.定期门诊复查甲状腺功能、肝功能、血脂等。

第三节　原发性醛固酮增多症

原发性醛固酮增多症简称原醛，是由于肾上腺皮质病变致醛固酮分泌增多，引起潴钠排钾，体液容量扩大而抑制了肾素-血管紧张素系统，致低血钾、高血压、血浆醛固酮升高而肾素、血管紧张素Ⅱ降低等一系列临床表现。

【护理评估】

（一）术前评估

1.基础生命体征，如血压、心率、心律等。

2.有无四肢肌肉无力、下肢麻痹情况。

3.有无肢端麻木、手足抽搐情况。

4.有无肾功能改变，口渴、多尿症状，尤其是夜尿增多。

5.各项检查及化验结果，血糖，血钾、钠结果，血浆、尿醛固酮浓度，血肾素、血管紧张素Ⅱ浓度，螺内酯实验结果；肾上腺 B 超、CT 等。

6.药物治疗效果及副作用。

（二）术后评估

1.麻醉、手术方式，术中生命体征变化、出血、输液、输血情况。

2.生命体征及意识状态。

3.切口愈合及敷料情况。

4.引流管放置位置及引流液的颜色、性质、量。

5.进食及营养状态。

6.有无继发感染及邻近组织脏器的损伤。

7.各项检查及化验结果。

【护理问题】

①血压过高;②低钾血症;③健康知识缺乏。

【护理措施】

(一)一般护理

1.给予低钠、低脂、高钾饮食。富含钾离子的食物有柑橘、香蕉、香菇、海带、红枣、山楂等。

2.卧床休息,减少活动。协助患者做好生活护理,采取保护措施,防止跌倒等意外发生。

3.遵医嘱正确服用药物,观察药物疗效及副作用。长期服用螺内酯可出现男子乳腺发育、女性月经不调等不良反应。

4.准确采集各种化验标本,如血浆卧、立位醛固酮实验。

(二)症状护理

1.严密观察血压、心率、心律变化,监测血钾浓度,如果患者出现肌无力、呼吸困难、心律失常或意识变化,应立即通知医师迅速抢救。

2.拟行手术治疗者做好术前准备。

3.准确记录液体出入量。

4.严重低钾时,注意卧床休息,及时监测心电图变化。

(三)术后护理

1.密切监测生命体征,术后每30分钟测量血压、脉搏1次;血压平稳后给予半卧位,以利于伤口引流,适当延长生命体征监测时间。

2.加强营养,维持水电平衡。准确记录出入量,肠蠕动恢复后鼓励患者进食高蛋白、高维生素、易消化食物,促进伤口愈合。

3.妥善固定引流管,保持有效引流;保持伤口敷料清洁、干燥;应用抗生素预防感染,适当延长拆线时间。

4.术后遵医嘱抽血进行检查和化验,及时补充电解质,纠正水电解质、酸碱失衡。

【护理评价】

1.患者血压是否控制在正常范围,未发生脑卒中。

2.有无出现肌无力及周期性瘫痪、肢端麻木。

3.口渴、多饮症状是否消失,夜尿是否正常。

4.有无发生心律失常,若发生,能否得到及时治疗。

【健康教育】

1.日常生活中避免诱发肌无力及周期性瘫痪的诱因,如劳累或服用促进排钾的药物。

2.控制食物中钠的摄入量,增加钾的摄入。

3.按时按量服用药物,积极控制高血压。

4.注意休息,劳逸结合。活动时注意安全,避免摔伤。

5.定期复查,有手术指征者争取手术治疗。

第四节　类风湿性关节炎

类风湿性关节炎(RA)是一种主要侵犯关节,以慢性、对称性、周围性多关节炎性病变为主要特征的全身性自身免疫性疾病。临床表现为受累关节疼痛、肿胀、功能下降,病变呈持续反复发作的过程。当炎症破坏软骨和骨质时,出现关节畸形和功能障碍。关节外表现为类风湿结节、类风湿血管炎、干燥综合征、弗尔他综合征(RA 伴有脾大、中性粒减少、贫血和血小板减少)。

【护理评估】

1.感染史、家族史。

2.全身小关节的肿胀、疼痛、功能障碍情况,肢体活动度。

3.发热及热型、食欲减退、乏力等全身症状。

4.关节外表现:类风湿结节、类风湿血管炎以及神经系统、呼吸系统、心脏、肾脏等其他脏器病变。

5.各项检查及化验结果:血常规、血沉、自身抗体等,关节及胸片检查。

6.药物治疗效果及副作用。

7.心理状态及家庭支持情况。

【护理问题】

①疼痛;②关节畸形;③骨质疏松;④晨僵;⑤预感性悲哀;⑥药物治疗;⑦健康知识缺乏。

【护理措施】

(一)一般护理

1.疾病活动期发热和关节明显肿胀时卧床休息,但应注意维持关节功能,不宜绝对卧床。缓解期应下床活动或在床上做各种主动或被动功能锻炼,避免突然移动或负重。

2.给予高蛋白、富含维生素、高营养饮食,忌辛辣、刺激性食物。

3.在与患者接触中要态度和蔼,采取心理疏导、解释、安慰、鼓励等方法做好心理护理。鼓励患者坚持康复锻炼,组织患者集体学习疾病的防治知识或座谈会,增加与人沟通的信心。

4.关节活动受限或生活不能自理者应协助生活护理,增加患者舒适感。

(二)症状护理

1.观察病情了解关节疼痛的部位,疼痛的性质,关节肿胀和活动受限的程度,有无畸形,晨僵的程度,以判定病情及疗效;注意有无关节外的症状,如出现胸闷、心前区痛、腹痛、消化道出血、头痛、发热、咳嗽、呼吸困难等,则提示病情严重,应尽早给予适当处理;注意观察周围皮损情况、神经压迫症状等。

2.晨僵护理:鼓励患者晨起后行温水浴,或用热水浸泡僵硬的关节,而后活动关节。遵医嘱行蜡疗。夜间睡眠戴弹力手套保暖,以减轻僵硬程度。

3.在症状基本控制后,鼓励患者尽早下床活动,必要时提供辅助工具。肢体锻炼强度以患者能承受为限,不得强行活动。可做肢体屈伸、散步、手部抓握、提举等活动。也可配合理疗、按摩。已有强直的关节禁止剧烈运动。

4.急性发作者可在短时间内(2～3周)使用夹板制动,保持关节功能位。卧床期间可采取半卧位,保持关节处于功能位:肩关节置于外展位,肩两侧可顶枕头等物品,双臂间置枕头;双手握小卷轴,维持指关节伸展;平躺时膝下放一平枕,使膝关节保持伸直位;足下放置足板,避免足下垂;髋关节两侧放置靠垫,预防髋关节外旋。

5.按医嘱应用止痛药物和抗风湿药物,注意观察药物疗效和不良反应。

【护理评价】

1.患者关节肿胀是否消退,疼痛是否减轻或消失。

2.日常生活是否能够自理,能否参加轻微劳动或工作。

【健康教育】

1.帮助患者及家属了解疾病的性质、病程和治疗、锻炼方案。

2.避免感染、寒冷、潮湿、过劳等各种诱因,注意保暖。

3.强调休息和治疗性锻炼的重要性,教会具体锻炼方法,缓解期适当进行体育锻炼。

4.指导服药方法和注意事项,不要随便停药、换药、增减剂量,坚持治疗,减少复发。

5.定期门诊复查,病情复发时及时就医。

第五节　糖尿病

糖尿病是由于多种原因引起的胰岛素分泌不足和(或)其作用缺陷而导致的一组以慢性血糖水平增高为特征的代谢性疾病群。临床表现为代谢紊乱症候群,久病可引起多系统损害,导致眼、肾、神经、心脏、血管等组织器官的慢性进行性病变,引起功能缺陷及衰竭。重症或应激时可发生酮症酸中毒、高渗性昏迷等急性代谢紊乱。世界卫生组织将糖尿病分为1型糖尿病、2型糖尿病、其他特殊类型和妊娠期糖尿病四种。

【护理评估】

1.有无糖尿病家族史、病毒感染及诱发因素,既往饮食习惯及糖尿病病程。

2.生活方式、饮食习惯、休息状况、排泄状况,有无特殊嗜好,体重是否超重。

3.有无感染、低血糖、酮症酸中毒等表现。

4.双足背动脉搏动情况,有无血管、神经系统的慢性并发症。

5.血糖、糖化血红蛋白、血脂等生化指标及尿常规、肾功能结果。

6.随机血糖:即患者入院时所测的微量血糖值。

7.辅助检查:眼底检查、骨密度、肌电图等。

8.药物治疗效果及副作用。

【护理问题】

①血糖异常;②感染;③潜在并发症:酮症酸中毒、高渗性昏迷、糖尿病足、糖尿病肾病等;④健康知识缺乏。

【护理措施】

(一)一般护理

1.适当运动,循序渐进并长期坚持,运动方式以有氧运动为宜,结合患者的爱好,老年人以散步为宜,不应超过心肺及关节的耐受能力。运动时间的计算:从吃第一口饭开始计时,以餐后 0.5~1 小时开始为宜。肥胖患者可适当增加活动次数。

2.明确饮食控制的重要性。计算标准体重,控制总热量,碳水化合物占 50%~60%,蛋白质占 15%~20%,脂肪占 20%~25%。注意定时定量进餐,饮食搭配合理,热量分配一般为早、中、晚餐各占 1/5、2/5、2/5 或 1/3、1/3、1/3。在血糖稳定的情况下,尽量供给营养全面的膳食。禁食甜食。多食含纤维素高的食物,保持大便通畅。

3.注射胰岛素的护理

(1)贮存:备用胰岛素需置于冰箱存放。使用中的胰岛素笔芯放于 30℃ 以下的室温中即可,有效期为 4 周,避免阳光直射。

(2)抽吸:抽吸胰岛素剂量必须准确,两种胰岛素合用时,先抽短效胰岛素,后抽中效或长效胰岛素,注射前充分混匀。注射预混胰岛素以前,要摇匀并避免剧烈振荡。

(3)注射部位:腹部以肚脐为中心直径 6cm 以外、上臂中外侧、大腿前外侧、臀大肌,其中腹部吸收最快。注意更换注射部位,两次注射部位之间应间隔 2cm 以上。

(4)消毒液:用 75% 乙醇消毒,不宜用含碘的消毒剂。

(5)观察胰岛素不良反应,如低血糖反应、胰岛素过敏及注射部位皮下脂肪萎缩。

(6)注射胰岛素时应严格无菌操作,使用一次性注射器,防止感染。

4.按时测体重,必要时记录出入量。如体重改变>2kg,应报告医师。

5.生活有规律,戒烟,限制饮酒。

6.经常监测血糖并记录。

7.使用口服降糖药物的患者,应向其说明服药的时间、方法等注意事项及药物的副作用。

8.患者易产生焦虑,应鼓励患者坚持控制血糖、血脂、血压,可避免或延缓并发症的发生,并给予精神上的支持。

9.多饮水,特别是出汗后要注意补充水分,建议每天饮水量在 3000ml 以上。

(二)症状护理

1.皮肤护理:注意个人卫生,保持全身和局部清洁,加强口腔、皮肤和会阴部清洁,勤换内衣。诊疗操作应严格无菌技术,发生皮肤感染时不可随意用药。

2.足部护理:注意保护足部,鞋子、袜口不宜过紧,保持趾间清洁、干燥,穿浅色袜子,每天检查足部有无外伤、鸡眼、水泡、趾甲异常,有无感觉及足背动脉搏动异常。剪趾甲时注意不要修剪过短。冬天注意足部保暖,避免长时间暴露于冷空气中。

3.眼部病变的护理:出现视物模糊,应减少活动,加强日常生活的协助和安全护理。

4.保持口腔清洁,预防上呼吸道感染,避免与肺炎、肺结核、感冒者接触。

5.保持会阴部清洁、干燥,防止瘙痒和湿疹发生。需导尿时应严格无菌技术。

【护理评价】

1.患者多饮、多尿、多食症状得到改善,血糖水平正常,体重恢复到接近标准体重。

2.无局部皮肤、呼吸系统、泌尿系统等组织器官感染征象,体温正常。

3.足部未见破溃、感染等并发症,局部血液循环良好。

4.无酮症酸中毒发生,无电解质及酸碱平衡失调。

5.患者能了解治疗的意义及重要性,积极配合。

【健康教育】

1.糖尿病为慢性终身性疾病,目前尚不能根治。患者要在饮食控制和运动治疗的基础上进行综合治疗,以减少或延迟并发症的发生和发展,提高生活质量。

2.食物品种多样化,主食粗细粮搭配,副食荤素食搭配。避免进食浓缩的碳水化合物。避免食用动物内脏等高胆固醇食物。少喝或不喝稀饭,可用牛奶、豆浆等代替。

3.运动能降低血糖,并可增强胰岛素的敏感性。运动时随身携带糖果,当出现低血糖症状时及时食用。身体不适时应暂停运动。

4.遵医嘱使用降糖药物,指导所使用胰岛素的注射方法、作用时间及注意事项。

5.每天检查足部皮肤,以早期发现病变。避免穿拖鞋、凉鞋、赤脚走路,禁用热水袋,以免因感觉迟钝而造成烫伤。

6.指导患者正确掌握血糖监测的方法,了解糖尿病控制良好的标准。

7.定期复查,一般每3个月复查糖化血红蛋白,以了解疾病控制情况,及时调整用药剂量。每年进行全身检查,以便尽早防治慢性并发症。

附一　胰岛素分类、注射时间(附表 1)

附表 1　胰岛素(按作用时间)分类、注射时间分类代表药物注射时间

分类	代表药物	注射时间	起效时间 (min)	最大作用时间 (h)	作用持续时间 (h)
超短效	诺和锐 优泌乐	注射后即可进餐	10~20	1~3	3~5
短效	诺和灵 R	餐前 30min	30	1~3	8
	优泌林 R	餐前 30min	30	1~3	8
中效	诺和灵 N	睡前(10pm)注射	90	4~12	24
	优泌林 N	睡前注射	90	1~3	8
预混	诺和锐 30	注射后即可进餐	10~20	1~4	8
	诺和灵 30R	餐前 30min	30	2~8	8
	诺和灵 50R	餐前 30min	30	2~8	8
	优泌林 30/70	餐前 30min	30	2~8	8
长效	来得时(甘精)、诺和平	每天固定时间 (如 10pm)注射	(无明显峰值,可持续 24 小时)		

附二　胰岛素贮存、注射注意事项

1.胰岛素贮存

(1)避免阳光直射。

(2)使用过程中的胰岛素(如各种胰岛素注射笔),贮存于30℃以下的室温中即可(有效期4周)。

(3)已停用的胰岛素笔芯(要注明启用时间),应放在2~8℃的冰箱内储存(可保存6周)。备用的胰岛素在2~8℃冷藏,保存时间以笔芯上的有效期为准。

(4)胰岛素禁止冷冻。

(5)乘飞机时不能将胰岛素放在行李中托运,要随身携带。

2.注射胰岛素的注意事项

(1)悬浮型胰岛素(中效及预混胰岛素),注射前应将注射笔上下颠倒10余次(要避免剧烈震荡),使管内的玻璃珠从一端滑到另一端(或放在手心内搓动),直到笔芯内的液体呈均匀的白色混悬液。

(2)用注射笔注射时,垂直进针,完全按下注射键。

(3)超细超短型(5mm)针头注射时不需捏起皮肤,8mm针头需用拇指、示指、中指捏起皮肤。

(4)注射后,针头应留在皮下6秒以上,并继续按住推键,直至针头完全拔出,这样可确保正确的剂量注入,并防止血液或组织间液进入针头或胰岛素笔芯内。

(5)两次注射部位之间要间隔2cm以上。

(6)一次性使用注射针头。

3.重复使用注射针头的危害

(1)不符合院内感染要求,回套针帽有被刺伤的危险。

(2)有针头断在体内的危险。

(3)可引起皮下脂肪硬化,致局部硬结,胰岛素吸收不稳定,影响降糖效果。

(4)注射时引起局部疼痛。

第六节　糖尿病酮症酸中毒

糖尿病酮症酸中毒(DKA)是当糖尿病代谢紊乱加重时,脂肪动员和分解加速,大量脂肪酸在肝脏经β氧化,产生大量乙酰乙酸、β-羟丁酸和丙酮,三者统称为酮体。当酮体生成量剧增,超过肝外组织的氧化能力时,出现酮血症,尿酮体排出增多称为酮尿,临床通称为酮症,若代谢紊乱进一步加剧,便发生代谢性酸中毒。早期表现为疲劳乏力、四肢无力、极度口渴、多饮多尿,出现酸中毒时表现为食欲减退、恶心、呕吐、呼吸深快有烂苹果味,病情严重者可有严重失水、意识障碍、反射消失甚至昏迷、休克,为内分泌科常见急症。

【护理评估】

1.有无DKA诱发因素:感染、胰岛素治疗中断或剂量不足、饮食不当、妊娠和分娩、创伤、手术、麻醉、急性心肌梗死、心力衰竭、精神紧张或严重刺激引起应激状态等。

2.有无恶心、呕吐、厌食、极度口渴等表现。

3.生命体征,有无呼吸困难,呼气中有无烂苹果味。

4.皮肤弹性,眼球有无下陷,精神状态等。

5.血液、尿液中酮体、葡萄糖检查结果。

【护理问题】

①体液不足;②血糖过高;③酸碱失衡;④健康知识缺乏。

【护理措施】

(一)一般护理

1.卧床休息,采取舒适卧位。

2.严密观察意识、血压、心律、尿量、末梢循环情况。监测血糖、血酮体变化。呼吸、心搏骤停者应立即进行心肺复苏及进一步生命支持。

3.迅速建立静脉通路,遵医嘱补液、应用胰岛素,准确记录液体出入量。根据患者病情及年龄调节输液速度。

4.做好皮肤护理和会阴部护理,预防感染。

5.及时治疗原发病,去除诱发因素。

6.合理饮食,进食低脂、优质蛋白、高纤维素、富含维生素的饮食,多饮水,以补充水分的丢失。

7.严密监测血糖变化,以指导临床胰岛素用量。

(二)症状护理

1.呼吸困难者:吸氧,绝对卧床休息,监测血氧饱和度及血气分析,密切观察病情变化。

2.恶心、呕吐者:快速建立静脉通路,观察尿糖和酮体情况。呕吐时头偏向一侧,防止误吸引起窒息或肺部感染。

3.精神症状的护理

(1)密切观察意识状态,瞳孔大小及反应、体温、呼吸、血压和心率等。

(2)注意安全,意识障碍者加床档,定时翻身,保持皮肤完整性。

【护理评价】

1.患者血、尿酮体是否消失。

2.能否明确发生糖尿病酮症酸中毒的常见诱因并及时治疗。

3.恶心、呕吐症状是否消失,食欲减退改善。

4.脱水症状是否改善,有无精神神经系统症状出现。

【健康教育】

1.参见“糖尿病”健康教育。

2.帮助患者了解诱发DKA的因素,在生活中应注意避免。

3.指导患者如出现意识恍惚、恶心、呕吐、食欲减退、极度口渴等要立即就医。

4.保持情绪稳定,生活规律,适当运动,避免过度劳累。

第七节　痛　风

痛风是一组长期嘌呤代谢紊乱和(或)尿酸排泄障碍所致血尿酸增高的异质性疾病。其临床特点为:高尿酸血症、尿酸盐结晶沉积及由此所致的特征性急性关节炎、痛风石,严重者可出现关节畸形及功能障碍。常累及肾脏引起慢性间质性肾炎和尿酸性尿路结石。

【护理评估】

1.患者年龄、体重、血压、血脂、血糖。

2.跖趾关节、踝、跟、膝、腕、指、肘等关节有无痛风石及红、肿、热、痛、功能障碍。

3.有无高嘌呤饮食习惯。急性发作诱因:如酗酒、食用高嘌呤食物等。

4.有无肾脏病变:痛风性肾病、急性肾衰竭、尿酸性肾结石。

5.各项检查及化验结果:血、尿、尿酸测定,肝、肾功能,X线检查,泌尿系B超。

6.药物治疗效果及不良反应。

【护理问题】

①疼痛;②躯体移动障碍;③潜在并发症:痛风性肾病、急性肾衰竭;④健康知识缺乏。

【护理措施】

(一)一般护理

1.帮助患者了解痛风的有关知识,讲解饮食与疾病的关系,给予安慰和鼓励,减轻焦虑、抑郁等情绪,主动配合治疗。

2.注意休息,避免过度劳累。

3.饮食护理:

(1)避免高嘌呤饮食,如动物内脏、水产海鲜、肉类、菠菜、蘑菇、黄豆、扁豆、豌豆、浓茶等,不食用太浓或刺激性调味品。戒酒。

(2)进食碱性食物,如牛奶、鸡蛋、马铃薯、各类蔬菜、柑橘类水果,使尿液的 pH≥7,减少尿酸盐结晶的沉积。

(3)低热量饮食,痛风患者大多肥胖,蛋白质应限制在 1g/(kg·d),碳水化合物占总热量的 50%～60%。总热量 1200～1500kcl/d。

(4)痛风性关节炎急性发作多以饮酒、饱餐、高嘌呤饮食等为诱因,应注意避免。

4.痛风石严重时可导致溃疡发生,要注意保持皮肤清洁,避免感染。

5.指导患者正确服药,观察药物疗效及不良反应,常见不良反应有胃肠道反应、肝肾功能损害、骨髓抑制等。服用秋水仙碱出现不良反应要及时停药;服用促进尿酸排泄药物应碱化尿液、多饮水;肾功能不全者服用别嘌呤醇宜半量应用。

(二)症状护理

1.病情观察

(1)有无过度疲劳、寒冷、潮湿、紧张、饮酒、饱餐、脚扭伤等诱发因素。

(2)观察疼痛部位、性质、间隔时间,有无夜间剧痛而惊醒。

(3)受累的关节有无红、肿、热、痛和功能障碍。

(4)有无痛风石的体征,了解结石的部位及有无症状。

(5)监测血、尿、尿酸水平变化。

2.痛风性关节炎急性发作时,要绝对卧床休息,抬高患肢,可在病床上安放支架托起盖被,减少患部受压,疼痛缓解72小时后方可恢复活动。

3.手、腕或肘关节受侵犯时以夹板固定制动,可减轻疼痛,也可在受累关节给予冷敷或25％硫酸镁湿敷,以消除关节的肿胀和疼痛。

【护理评价】

1.关节炎急性发作时红、肿、热、痛、功能障碍等症状是否得到改善。

2.有无关节畸形所致的躯体活动障碍。

3.患者能否了解本病的病因、诱因、主要的治疗措施。

【健康教育】

1.保持心情愉快,避免情绪紧张,生活有规律,肥胖者应减轻体重。定期且适度运动,运动后疼痛超过1～2小时,应暂停此项运动。

2.严格控制高嘌呤饮食。

3.教导患者保护关节的技巧:使用大块肌肉运动,如能用肩部负重者不用手提,能用手臂者不用手指;交替完成轻、重不同的工作,不长时间持续进行重工作;经常改变姿势,保持受累关节舒适。

4.教会患者自我检查,如用手触摸耳郭及手足关节处是否有痛风石。

5.遵医嘱正确服用药物,定期复查血尿酸。

第八节　骨质疏松症

骨质疏松症是一种以低骨量和骨组织微结构破坏为特征,导致骨骼脆性增加及易发生骨折的代谢性骨病。常见于中年后期和老年人,表现为全身骨骼疼痛,以腰背部最为常见。可并发骨折,其中椎体骨折最常见,可引起驼背和身体变矮。

【护理评估】

1.年龄,饮食、运动等生活方式。

2.疼痛的部位、程度等情况。

3.服用药物的情况。

4.有无骨折史。

5.各项检查及化验结果:血钙、磷,尿钙等,骨密度监测,X线检查。

【护理问题】

①疼痛;②潜在并发症:骨折;③健康知识缺乏。

【护理措施】

(一)一般护理

1.鼓励患者描述疼痛及对疾病的担心,帮助患者及家属调整心态并逐渐适应。当发生骨折时需限制活动,照顾生活起居,以利于患者的康复。

2.保证环境安全,如地面干燥、楼梯及走廊安装扶手、活动范围以内避免障碍物等。加强巡视,预防意外。协助日常生活护理,对行动不便者,将日常所需物放置床边,以利患者取用。

3.指导患者维持良好姿势,且在改变姿势时动作缓慢;必要时使用手杖或助行器,以增加其活动时的稳定性。衣服和鞋穿着要合适,大小适中,且有利于活动。

4.适量摄取蛋白质、脂肪类食物,增加富含钙质和维生素 D 的食物。补充足够维生素 A、维生素 C 及含铁食物,以利钙的吸收。戒烟酒,避免摄入过多咖啡。

5.观察腰背疼痛有无改善,定期检测骨密度、血清钙、性激素及尿钙。

6.钙制剂治疗者,可分次餐后服用,服用期间多饮水,可同服维生素 D,以利钙的吸收。注意不与绿叶蔬菜一起服用;使用性激素补充疗法者,必须在医师的指导下使用,剂量要准确,与钙剂、维生素 D 同时使用,效果更好。

7.避免双手提重物,以免引起腰椎的压缩性骨折。

(二)症状护理

腰背部疼痛时,应注意休息,卧硬板床,取仰卧位或侧卧位,卧床休息数天到一周,可缓解疼痛。疼痛部位给予湿热敷,可促进血液循环,减轻肌肉痉挛,缓解疼痛。局部肌肉按摩,可减轻肌肉僵直所引发的疼痛。必要时遵医嘱应用止痛剂。

【护理评价】

1.患者腰背部及其他关节疼痛症状是否减轻。

2.有无骨折等并发症。

3.能否了解骨质疏松的治疗、护理措施等知识。

【健康教育】

1.指导患者合理膳食,摄入足够的钙、维生素 D 及适量的蛋白质。

2.缓解期可进行步行、游泳、慢跑、骑自行车等运动。每天坚持户外活动、晒太阳,有助于合成体内所需的维生素 D。运动要循序渐进,持之以恒。

3.嘱患者按时服用各种药物,学会自我监测药物不良反应。

4.尽量保持居家环境的简单、安全,家具位置相对固定,避免碰撞和跌倒。

5.日常活动注意安全,防滑防跌倒,避免骨折。

第十章　妇科疾病护理

第一节　阴道炎

滴虫性阴道炎是由阴道毛滴虫引起的常见的阴道炎,典型症状是出现大量稀薄的泡沫状白带及外阴瘙痒,若有混合感染可呈脓性并有臭味。念珠菌性阴道炎是一种常见的真菌性阴道炎,80%～90%的病原体为白色念珠菌,临床表现主要为外阴瘙痒,白带稠厚呈凝乳状或豆渣样。老年性阴道炎常见于绝经后妇女。绝经后妇女卵巢功能衰退,雌激素水平降低,阴道壁萎缩,黏膜变薄,上皮细胞内糖原含量减少,阴道内 pH 增高,局部抵抗力降低,使病菌容易入侵繁殖引起炎症。主要症状为阴道分泌物增多及外阴瘙痒、灼热感,白带稀薄、呈淡黄色,严重者呈血样脓性。

【护理评估】

1.有无白带增多、外阴瘙痒、疼痛。

2.有无诱发阴道炎的相关因素,如是否处于妊娠期、是否患有糖尿病及长期使用抗生素或雌激素。

3.阴道黏膜充血、水肿或溃疡。

4.各项检查及化验结果。

【护理问题】

①焦虑;②外阴瘙痒;③疼痛;④白带增多;⑤舒适改变;⑥健康知识缺乏。

【护理措施】

1.积极治疗糖尿病,及时停用广谱抗生素、雌激素、皮质类固醇激素,消除诱因。

2.用通俗易懂的语言与患者沟通,讲解阴道炎发病的原因、诱因以及防御措施,让患者增强自我防护意识。

3.指导患者正确用药,告知患者各种剂型的全身、阴道用药方法。孕 20 周前或哺乳期禁用甲硝唑。老年性阴道炎使用雌激素时,应小剂量局部用药为主,生殖器肿瘤患者禁用。妊娠期合并念珠菌感染者,为避免胎儿感染,应坚持局部治疗,直到妊娠 8 个月。

4.观察用药反应,甲硝唑口服后偶见胃肠道反应,如食欲减退、恶心、呕吐、腹痛、腹泻或便秘等,一旦发现应报告医师并停药。

5.监测治疗效果,及时了解患者白带的量和性状变化,外阴瘙痒灼痛症状有无减轻,有无诱因继续存在和并发症出现。

6.督促患者按疗程治疗,观察患者是否按医嘱实施治疗措施,及时提供必要的技术指导。

【护理评价】

1.患者是否自诉局部症状减轻或消失。

2.患者能否正确复述预防及治疗疾病的有关知识。

【健康教育】

1.指导随访检查:向患者解释随访观察的重要性,滴虫阴道炎应于每次月经干净后复查白带,连续3次检查均阴性方为治愈。

2.培养良好的卫生习惯:强调保持外阴清洁的重要性,坚持将外阴用盆、毛巾、内裤、被褥等消毒,以防交叉感染。用药前洗净双手及会阴,减少感染机会。

3.用药期注意事项:告诉患者治疗期间禁止性生活,性伴侣应同时接受检查和治疗。治愈前避免到游泳池、浴池等公共场所。

第二节　慢性子宫颈炎

慢性宫颈炎多于分娩、流产或手术损伤宫颈后,病原体侵入引起感染。临床主要症状为阴道分泌物增多,呈乳白色黏液状,有时呈淡黄色脓性,伴有息肉形成时可有血性白带或性交后出血。当炎症沿宫底韧带扩散到盆腔时,可有腰骶、盆腔部疼痛或下坠感。

【护理评估】

1.有无阴道分娩、妇科手术等造成的宫颈损伤。

2.有无阴道分泌物增多、腰骶部疼痛。

3.有无不孕。

4.烦躁及焦虑等情绪。

【护理问题】

①焦虑;②舒适的改变;③组织完整性受损;④外阴瘙痒;⑤疼痛;⑥健康知识缺乏。

【护理措施】

1.避免分娩时或使用器械时损伤宫颈,产后发现宫颈裂伤应及时缝合。

2.耐心向患者解释宫颈炎发病的特点,解除患者的思想顾虑,使其接受和配合治疗,直至痊愈。

3.观察阴道放药治疗后白带的量、色、性质变化,及时了解疗效。

4.对接受物理治疗后的患者应注意阴道流液的量、气味、颜色的变化,如发现有异常出血或感染时,应立即报告医师并协助处理。

【护理评价】

1.患者症状是否缓解或消失。

2.患者是否获得正确的宫颈炎知识,能否定期随访。

【健康教育】

1.指导妇女定期做妇科检查,积极治疗宫颈炎症。治疗前常规行宫颈刮片细胞学检查,以除外癌变可能。治疗时间应选择在月经干净后3~7日内进行。

2.告知接受物理治疗者注意事项

(1)术后均有阴道分泌物增多,甚至有大量水样排液,术后1~2周可有少量出血,要保持外阴清洁干燥。

(2)两个月内禁盆浴、性生活及阴道冲洗。

(3)两个月后于月经干净后3~7日到医院复查,未痊愈者可择期再行第二次治疗。

第三节 盆腔炎

女性内生殖器及其周围的结缔组织、盆腔腹膜发生炎症时称为盆腔炎。多为需氧菌和厌氧菌混合感染。慢性盆腔炎常为急性盆腔炎未能彻底治疗,或患者体质较差病程迁延所致。全身表现多不明显,有时可有低热、易感疲倦,病程长者可出现神经衰弱症状。局部表现主要为下腹坠胀、疼痛及腰骶部酸痛,常在劳累、性交后及月经前后加重;亦可有经量增多、月经失调、不孕等症状。

【护理评估】

1.了解月经史、生育史、手术史、流产史、月经期卫生习惯等。

2.有无发热、头痛及恶心、呕吐、腹痛、腹胀、腹泻及性质、程度。

3.阴道有无大量脓性分泌物、宫颈抬举痛。

4.焦虑、精神不振。

【护理问题】

①焦虑;②疼痛;③体温过高;④恶心、腹胀;⑤月经量增多;⑥健康知识缺乏。

【护理措施】

1.提供良好的环境,嘱患者在急性期卧床休息,取半卧位,有利于脓液积聚于子宫直肠陷窝而使炎症局限。

2.给予高热量、高蛋白、高维生素流质或半流质饮食,及时补充丢失的液体。疼痛明显者给予镇静止痛药物缓解不适;高热时采用物理降温;若有腹胀应行胃肠减压。

3.关心患者,耐心倾听患者诉说,建立良好护患关系,尽可能满足患者的需求,解除思想顾虑,增强对治疗的信心。

4.监测患者的生命体征,定时测体温、脉搏、血压,做好记录。如有异常及时报告医师并配合处理。

5.注意观察会阴或手术伤口有无感染及脓性分泌物,脓肿切开引流时应注意引流管是否通畅和引流物的量及性状。

【护理评价】

1.患者体温是否维持在正常范围。

2.患者自觉症状是否好转,疼痛消失,没有并发症。

3.患者是否精神愉快,生活自理,大、小便正常。

【健康教育】

1.做好经期、孕期、产褥期的卫生宣教,增强自我保健意识。注意性生活卫生,减少性传播疾病,经期禁止性交。

2.指导患者保持良好的个人卫生习惯,增加营养,锻炼身体,不断提高机体抗病能力。遵医嘱继续执行治疗方案,定期随访。

第四节　子宫肌瘤

子宫肌瘤是由子宫平滑肌组织增生形成的女性生殖器官最常见的良性肿瘤,多见于30～50岁妇女。肌瘤多生长于宫体部,约占92%,少数生长于宫颈,约占8%。肌瘤原发于子宫肌层内,根据肌瘤发展过程中与子宫肌壁的关系可分3类。①肌壁间肌瘤:肌瘤位于子宫肌壁内,周围均被肌层包围。②浆膜下肌瘤:肌瘤向子宫浆膜面生长,突起在子宫表面。③黏膜下肌瘤:肌瘤向子宫黏膜方向生长,突出于宫腔,表面由黏膜层覆盖。

【护理评估】

(一)术前评估

1.月经史、生育史,是否有不孕、流产史、使用雌激素史。

2.有无经量增多、贫血、乏力、面色苍白、尿频、腹痛。

3.心理改变。

(二)术后评估

1.麻醉方式、手术方式、术中情况。

2.生命体征、意识、皮肤、疼痛情况。

3.切口愈合、敷料情况。

4.肠蠕动恢复情况;营养状态及饮食情况。

5.有无阴道流血及出血量、性状。

【护理问题】

①焦虑;②下腹痛;③排便异常;④潜在并发症:贫血;⑤阴道流血;⑥健康知识缺乏。

【护理措施】

(一)一般护理

1.给患者提供安静、舒适的休息环境,保持充足的睡眠;加强营养,给予高热量、高蛋白、高维生素、富含铁的饮食。

2.加强心理护理,向患者及家属宣讲子宫肌瘤的有关知识,指出子宫肌瘤是良性病变,药物及手术治疗不会影响身体康复和今后夫妻生活质量,以消除顾虑,增强信心。

3.保持会阴清洁干燥,每日擦洗会阴两次,指导患者使用消毒会阴垫。密切观察患者体温、腹痛、血常规变化,发现感染征象及时报告医师,并遵医嘱使用抗生素和其他药物。

4.生命体征监测,尤其应注意肌瘤红色变性时腹痛程度,有无体温升高征象,有异常及时协助医师处理。

5.观察患者阴道流血的时间、量、色和性状，并记录，了解有无乏力、头晕症状。

6.密切观察激素使用的剂量、副反应、使用后效果，将用药情况及时提供给医师。

(二)症状护理

1.阴道大出血时，立即置患者于平卧位、吸氧、保暖，迅速建立静脉通道，做好输血前准备。遵医嘱输液、输血维持循环血量，应用止血药或宫缩剂。

2.急腹症(如子宫肌瘤蒂扭转)需剖腹探查时，迅速做好术前准备。

(三)术后护理

1.执行腹部手术一般护理常规。

2.了解术中情况，监测生命体征。术后平卧6小时后如生命体征平稳可改半卧位。

3.早期下床活动，避免肠粘连。麻醉清醒后即可床上改变体位，活动四肢。根据病情逐渐增加活动量。

4.按医嘱应用抗生素。

5.观察切口及敷料情况。

6.行肌瘤切除术后的患者注意观察阴道流血情况，有异常时及时通知医师给予处理。

【护理评价】

1.患者面色是否红润，血红蛋白值是否在正常范围。

2.患者能否积极配合治疗及护理。

3.患者体温是否正常，分泌物有无臭味。

4.患者能否叙述子宫全切术后的性生活应对措施。

【健康教育】

1.宣传月经知识，指导使用雌激素，增强自我保健意识，定期接受妇科检查，做到预防为主。

2.肌瘤小、无症状者，应每隔3~6个月复查1次，以防恶变。

3.手术者出院1个月后到门诊复查，以了解术后康复情况。子宫全切术后3个月内禁止性生活，不做重体力劳动。

第五节　子宫颈癌

宫颈癌是最常见的妇科恶性肿瘤，多发于35~39岁和60~64岁妇女。宫颈癌好发于宫颈外口的原始鳞-柱交接部与生理性鳞-柱交接部间所形成的移形带区。按组织学分类主要有：鳞癌占90%~95%，腺癌占5%~10%，宫颈癌的主要转移方式是直接蔓延和淋巴转移，少数晚期癌可经血行转移。

【护理评估】

(一)术前评估

1.患者的婚育史、性生活史、高危男子接触史。

2.有无阴道不规则流血史或异常排液,特别是接触性出血。

3.心理状态改变。

(二)术后评估

1.生命体征及意识状态。

2.进食及营养状况。

3.各种引流管、切口愈合及敷料情况。

4.各项检查、化验结果的变化。

5.心理状态变化。

6.药物治疗的效果及副作用。

7.有无并发症发生。

【护理问题】

①恐惧、焦虑;②阴道流血;③疼痛;④排尿异常;⑤潜在并发症:感染;⑥营养失调:低于机体需要量;⑦健康知识缺乏。

【护理措施】

(一)一般护理

1.给患者提供一个安静、舒适的休息环境,保持充足的睡眠;加强营养,提高机体抗病能力。

2.加强心理护理,关心体贴患者,经常与之沟通,建立良好的护患关系。增强战胜疾病的信心,以积极的心态接受各种诊疗方案。

3.指导卧床患者进行床上肢体活动,协助患者翻身,防止压疮。

4.保持会阴清洁干燥,每日擦洗会阴两次,指导患者使用会阴垫。密切观察患者体温、腹痛、阴道流血情况,及时报告医师,并遵医嘱使用抗生素和其他药物。

(二)术前护理

1.执行腹部手术一般护理常规。

2.鼓励进食高能量、维生素及营养素全面的食物,贫血严重者适当输血。肠道按清洁灌肠准备。

3.盆底肌肉训练:在手术前教会患者进行肛门、阴道肌肉的缩紧与舒张练习。

4.手术前30分钟消毒宫颈及阴道并涂甲紫以作标记。

(三)术后护理

1.执行腹部手术一般护理常规。

2.对宫颈癌术后患者,尤其注意观察阴道残端有无流血,密切观察腹痛情况,有无尿液自阴道不断流出而无自主排尿现象,发现异常及时报告医师并配合处理。

3.进行膀胱功能锻炼,术后5~7日行膀胱冲洗,拔尿管前3日间断放尿,锻炼膀胱功能,促进排尿功能恢复。拔除尿管后1~2小时排尿1次,如不能自解或残余尿超过正常,必要时重新留置导尿。

4.保持腹压引流管的通畅,注意观察引流管是否畅通,引流液的量、性质,一般48～72小时拔除。

5.密切观察放、化疗后患者的副反应,按医嘱给予对症处理。

【护理评价】

1.患者能否配合医护人员的工作达到预期治疗效果。

2.患者能否以积极的心态接受各种诊疗方案。

3.患者能否采用合理的膳食,体重有无增长。

4.患者体温是否正常。

【健康教育】

1.防癌知识宣教,提倡晚婚、少育,宣传定期普查、早期发现、早期治疗。

2.定期参加妇科疾病普查,如宫颈刮片、内诊检查、B超检查等。尤其对30岁以上就诊妇女,应常规作宫颈刮片检查,已婚妇女有月经异常或性交后出血,应警惕生殖道癌的可能,及时检查。

3.阻断肿瘤的发病途径,积极治疗中、重度宫颈糜烂。

4.嘱患者手术后3～6个月内避免体力劳动和性生活。遵医嘱定期复查,复查时间:出院后1个月复查1次,以后每2～3个月复查1次;第2年每3～6个月复查1次;出院后第3～5年,每6个月复查1次。告知患者随访内容除临床检查外,应定期进行胸透和血常规检查。

第六节　子宫内膜癌

子宫内膜癌是发生在子宫内膜的癌,以腺癌为主,又称宫体癌,多见于50～69岁的妇女。临床观察结果提示未婚、少育、肥胖、高血压、绝经延迟、糖尿病及其他心血管疾病、家族中有癌症史者为发病的高危因素。子宫内膜癌生长缓慢,转移晚,主要转移途经为直接蔓延和淋巴转移,晚期有血行转移。

【护理评估】

(一)术前评估

1.月经史、婚育史及绝经时间。

2.有无停经后雌激素替代治疗。

3.有无绝经后阴道出血或阴道排液病史。

4.心理状态改变。

(二)术后评估

1.生命体征及意识状态。

2.进食及营养状况。

3.切口愈合及敷料情况。

4.各项检查、化验结果的变化。

5.心理状态变化。

6.药物治疗的效果及副作用。

【护理问题】

①恐惧、焦虑；②阴道流血；③疼痛；④排尿异常；⑤潜在并发症：感染；⑥营养失调：低于机体需要量；⑦健康知识缺乏。

【护理措施】

(一)一般护理

1.嘱患者卧床休息，注意保暖；阴道排液多时，应取半卧位。鼓励患者进高蛋白、高热量、高维生素、易消化饮食。进食不足或全身营养状况极差者，应遵医嘱静脉补充营养。

2.加强心理护理，向患者和家属介绍子宫内膜癌的有关知识、治疗方法及效果，解除顾虑、增强信心，减轻恐惧，主动与医护人员配合，共同完成治疗。

3.患者感觉疼痛时，协助采取舒适的体位如侧卧、侧俯卧，教患者做深呼吸；疼痛剧烈时，应遵医嘱应用止痛剂。

4.保持会阴清洁，每日擦洗会阴1～2次，指导患者使用会阴垫，便器床旁隔离消毒，防止交互感染。

(二)手术患者护理

严密观察患者体温、腹痛、手术切口、血常规变化，发现感染征象及时报告医师，并遵医嘱使用抗生素。术后6～7天阴道残端可吸收线吸收或发生感染时可致残端出血，需严密观察并记录出血情况，出血期间患者应减少活动。

(三)化疗患者的护理

按化疗护理常规进行护理。

(四)放疗患者的护理

1.向患者讲解放疗的目的、方法、作用。

2.接受腔内放疗者，放疗前应灌肠并留置导尿管，使直肠、膀胱空虚，避免放射性损伤。

3.在腔内置入放射源期间，患者需绝对卧床，护理人员应教会患者床上运动的方法，以免出现因长期卧床导致的并发症。

4.取出放射源后，鼓励患者逐渐增加活动量，并实现生活自理。

(五)药物治疗患身的护理

1.对晚期或复发患者、不能手术切除或年轻、早期、要求保留生育功能者，均可采用大剂量孕激素治疗，如甲羟孕酮每天200～400mg，每周2次。

2.治疗时应告知患者用药剂量大、时间长，患者需要耐心地配合治疗。同时告诉患者治疗过程中可能出现的副反应，如水钠潴留引起的水肿、药物性肝炎等，停药后会逐渐缓解，不必紧张。

3.采用抗雌激素制剂治疗时，可有潮热、畏寒、急躁等类似围绝经期综合征的表现，或出现白细胞、血小板计数下降，阴道不规则少量流血，恶心、呕吐等，应注意观察，及时对症处理。

【护理评价】

1.患者能否说出一些缓解心理应激的方法,睡眠良好,交流自如。

2.患者能否说出子宫内膜癌治疗护理的有关知识,主动参与护理过程。

【健康教育】

1.加强防癌知识宣教,定期做防癌检查。

2.对有子宫内膜癌高危因素的妇女,应加强管理,如出现阴道不规则出血,要认真检查,严密随访。

3.合理使用雌激素,加强用药人群的监护和随访制度。

4.对使体内雌激素水平增高的疾病,如子宫内膜增生过长、多囊卵巢等应尽早治疗,以调整、控制雌激素水平。

5.重视早期症状,当出现阴道不规则出血,尤其是绝经前后妇女,应尽早做宫颈及子宫内膜检查,明确诊断。

6.嘱患者完成治疗后定期随访,随访时间:术后两年内,每3～6个月1次;术后3～5年,每6～12个月1次。随访检查内容包括:盆腔检查,阴道细胞学涂片检查,胸片(6个月至1年)。

第十一章　产科护理

第一节　剖宫产

【护理评估】

1.手术情况:麻醉、手术方式,术中情况。

2.生命体征,氧饱和度情况,疼痛的程度。

3.恶露的量、颜色、性质,子宫缩复情况。

4.切口有无渗血、渗液。

5.尿量。

6.补液及进食情况。

7.早期活动情况。

8.心理状态。

【护理问题】

①疼痛;②出血;③感染;④健康知识缺乏。

【护理措施】

(一)术前护理

1.执行产科一般护理常规。

2.通知患者手术时间,根据病情交代注意事项,做好术前准备:备皮、交叉配血、术前6小时禁饮食。

3.更换衣裤,按医嘱留置导尿管。

4.手术前重复听胎心及检查各项工作是否完善,胎心异常者立即通知医师。

(二)术后护理

1.安置患者,向医师了解手术过程。

2.硬膜外麻醉者取去枕平卧位,6小时后改半卧位。全麻者去枕平卧位头偏向一侧至清醒,次日改半卧位。

3.鼓励早期活动。术后当日鼓励患者翻身,以增加肠蠕动,有利于排气。

4.留置导尿管24～48小时,保持尿管通畅,拔除尿管后,协助患者下床活动,督促解小便,观察尿量。

5.每 30 分钟测血压、脉搏、呼吸 1 次,直至稳定。

6.观察宫缩及阴道流血量,流血量多时,遵医嘱应用宫缩剂。

7.按医嘱给予镇静剂,观察用药效果及副作用。

8.进流质饮食 1～2 日,禁食糖、奶,排气后进普通饮食。

9.手术后 3 日内,每日测体温、脉搏、呼吸 4 次。正常后改每日两次。

10.预防术后感染,每日会阴擦洗两次,遵医嘱应用抗生素。

11.产后 3 日无大便者应用缓泻剂,指导患者注意饮食搭配。

12.协助母乳喂养,按需哺乳。

【护理评价】

1.产妇有无感染,体温是否正常,伤口是否愈合好。

2.产妇子宫是否复旧好,无压痛。生活能否自理。熟悉护理新生儿知识。

3.新生儿有无产伤,产妇出院时有无并发症发生。

【健康教育】

1.教会产妇缓解疼痛的方法。

2.向产妇讲解早期活动及早期哺乳的意义。

第二节 正常分娩期产妇的护理

妊娠满 28 周及以后,胎儿及其附属物由母体娩出的过程称分娩。分娩的全过程是从出现规律宫缩开始至胎儿、胎盘娩出为止,简称总产程,临床上又将其分为三个产程。

第一产程的护理

【护理评估】

1.预产期、婚育史及高危因素,有无阴道流血及破膜,规律宫缩出现的时间、强度及频率。

2.宫口扩张和胎头下降情况。

3.有无焦虑和急躁、紧张情绪。

4.有无胎儿宫内缺氧状况。

【护理问题】

①疼痛;②教育知识缺乏;③焦虑。

【护理措施】

1.孕妇入院后护理人员应热情诚恳接待,作入院介绍,填写入院病历,测体温、脉搏、呼吸、血压及体重并记录。及时通知医师。有产兆者更衣后直接护送至产房。

2.心理护理:让产妇说出焦虑的感受,耐心解释产妇提出的有关问题,及时告知产程进展情况,使其树立信心,积极配合,帮助其认识到分娩是一个生理过程,建立良好的护患关系。

3.观察生命体征:第一产程时间,每隔 4～6 小时测量血压 1 次,如发现血压增高,或妊娠期高血压疾病及子痫患者,应酌情增加测量次数,并给予相应的处理。

4.观察产程进展:子宫收缩情况,宫颈口扩张和胎头下降程度,胎心监护情况,破膜及羊水观察。

5.关心体贴孕妇：提供良好的环境，补充体液及热量，保持会阴部的清洁，及时排便、排尿，减轻疼痛。

【护理评价】

1.产妇能否耐受宫缩引起的疼痛，保持适当的摄入与排泄。

2.产妇能否描述正常分娩过程及各产程的配合措施。

第二产程的护理

【护理评估】

1.产程进展情况及胎儿宫内情况，第一产程的经过及处理。

2.子宫收缩的持续时间、间歇时间、强度、胎心情况，产妇有无便意、胎头拨露和着冠情况，会阴发育情况，是否需要侧切。

3.产妇目前的心理状态，有无焦虑、急躁、恐惧情况。

4.胎心监护仪监测胎心率及极限变化。

5.新生儿身长、体重、外观有无畸形。

【护理问题】

①疼痛；②心理状态；③舒适改变；④产伤；⑤婴儿产伤。

【护理措施】

1.心理护理：助产士应陪伴在旁，及时提供产程进展情况，给予安慰、支持和鼓励，协助饮水、擦汗等生活护理。

2.观察产程进展：密切监测胎心，仔细观察胎儿有无急性缺氧情况。若发现胎心减慢，应立即做阴道检查，尽快结束分娩。如发现第二产程延长，应及时查找原因，尽量采取措施结束分娩，避免胎头长时间受压。

3.指导产妇屏气：宫口开全，指导产妇正确运用腹压。宫缩间隙，让产妇全身肌肉放松休息，以加速产程进展。

4.做好接产准备及接产：让产妇取好分娩体位，接产者穿手术衣、戴手套，打开产包，铺好消毒巾准备接产。接产时掌握接产要领。

【护理评价】

1.产妇情绪是否稳定，配合分娩。

2.产妇和新生儿有无产伤。

第三产程的护理

【护理评估】

1.了解第一、第二产程的经过及处理。

2.胎盘娩出前子宫收缩的强度及频率，有无胎盘剥离的征象，阴道出血的量及颜色，胎盘、胎膜是否娩出完整，仔细检查会阴、尿道口周围及子宫颈有无裂伤。

3.Apgar(阿普加)评分：用于判断有无新生儿窒息及窒息的严重程度。以出生后的心率、呼吸、肌张力、喉反射及皮肤颜色5项体征为依据，每项为0～2分。

4.产妇的情绪状态，对新生儿的性别、健康及外形等是否满意，是否进入母亲角色等。

【护理问题】

①疼痛;②产后出血;③胎盘、胎膜残留;④母乳喂养不足。

【护理措施】

1.新生儿护理

(1)清理呼吸道:用新生儿吸痰管或导尿管轻轻吸出新生儿咽部及鼻腔黏液及羊水,以免发生新生儿肺炎。确认吸干净仍未啼哭时,可用手轻拍新生儿足底。新生儿大声啼哭说明呼吸道通畅。

(2)Apgar(阿普加)评分:若评 10 分,属正常新生儿。7 分以上只需进行一般处理。4～7分说明缺氧较严重,需清理呼吸道、人工呼吸、吸氧、用药等措施。4 分以下说明严重缺氧,需紧急抢救。

(3)处理脐带:用 0.5% 碘伏消毒脐带周围,在距脐根 0.5cm 处用无菌粗丝线结扎第一道,再在结扎线外 0.5cm 处结扎第二道。目前应用较多的是气门芯结扎脐带法。处理脐带时,应注意新生儿保暖。

(4)擦净新生儿足底胎脂,在新生儿记录单上打上新生儿的足印,系上标明母亲姓名、床号、住院号、新生儿性别、体重、出生时间的腕带和包被。如新生儿无异常,于娩出半小时内抱给产妇,进行第一次哺乳。

2.协助胎盘娩出并检查:正确处理胎盘娩出可减少产后出血的发生。

3.检查胎盘、胎膜娩出是否完整。

4.检查软产道有无损伤。

5.预防产后出血:正常分娩出血量多数不超过 300ml。产后两小时重点观察子宫收缩情况、宫底高度、阴道出血量,协助产妇及时排空膀胱。

6.提供舒适体位,给予情感支持。

【护理评价】

1.产妇出血量是否少于 500ml。

2.产妇能否与新生儿皮肤接触、早吸吮。

【健康教育】

1.及时向产妇及家属介绍产程进展,增强对自然分娩的信心。

2.向产妇传授产程中用力的技巧。

3.指导产妇选择合适的镇痛方式。

第三节　流　产

妊娠于 28 周前终止,胎儿体重在 1000g 以下者,称为流产。流产发生在 12 周以前的称为早期流产,发生在 12 周至不满 28 周者称晚期流产。

【护理评估】

1.停经史、早孕反应情况。有无全身性疾病及有无接触有害物质等。

2.阴道流血和腹痛情况。

3.测量体温、脉搏、呼吸及血压,有无贫血及休克。

4.流产的类型。

5.心理改变。

【护理问题】

①腹痛;②潜在并发症:出血性休克、贫血、感染;③焦虑;④健康知识缺乏。

【护理措施】

(一)一般护理

1.先兆流产:卧床休息,禁止性生活,必要时使用镇静剂。经治疗两周不见缓解或反而加重者,表明胚胎发育异常,不宜继续保胎治疗。

2.难免流产:一旦确诊,应尽早使胚胎及胎盘组织完全排出,并预防出血及感染。

3.不全流产:一旦确诊,及时行吸宫或刮宫术,清除宫腔内残留的组织;流血多伴休克者应同时输血、输液纠正休克。

4.完全流产:一般不需特殊处理。排出物必须送检,确保胚囊及胚胎组织全部排出。

5.稽留流产:因死亡胚胎组织机化,与子宫壁紧密粘连,又因时间过久,可能发生凝血机制障碍,导致DIC。因此,如有凝血功能异常,应纠正后再行手术。子宫小于3个月大小可直接行钳刮术。术前备血,术中用缩宫素促进宫缩。子宫大于3个月,可静滴缩宫素或用依沙吖啶引产,使胎儿胎盘娩出。必要时清宫。

6.习惯性流产:主要应在孕前查找原因,对症处理。原因不明有早孕征兆时,强调休息,禁止性生活,可按黄体功能不全给予保胎,直至妊娠超过以往发生流产的月份或至妊娠10周。

7.流产合并感染:各型流产均可发生感染,以不全流产多见。如出血不多,应先控制感染,再行刮宫。如出血多,应待感染控制后再行彻底刮宫。

(二)心理护理

患者由于失去胎儿,往往会出现伤心、悲观等情绪,护士应给予同情和理解,帮助患者及家属接受现实,顺利渡过悲伤期。并向他们解释流产的相关知识,帮助他们为再次妊娠做好准备。

【护理评价】

1.孕妇出血是否逐渐减少或消失,体温、脉搏、血压是否正常。

2.孕妇情绪是否平稳,接受事实,配合治疗。

【健康教育】

1.加强卫生宣教,早期妊娠应注意避免性生活,勿做重体力劳动,防止流产发生。

2.有习惯性流产史的孕妇在下一次妊娠确诊后应卧床休息,加强营养,禁止性生活,补充维生素B、维生素C、维生素E等。

第四节　异位妊娠

正常妊娠时受精卵着床于子宫体腔内膜,当受精卵在子宫体腔以外着床发育时,称为异位妊娠,习惯称为宫外孕。异位妊娠包括输卵管妊娠、卵巢妊娠、腹腔妊娠、宫颈妊娠及子宫残角妊娠等。其中输卵管妊娠最为多见,占异位妊娠的95％左右。主要临床特征为停经、腹痛、阴道流血,可出现晕厥或休克。治疗原则以手术治疗为主,药物治疗为辅。

【护理评估】

(一)术前评估

1.体温、脉搏、血压的变化,及早发现休克征象。

2.停经史及阴道流血量。

3.腹痛的部位、性质、持续时间。

4.注意患者的面色,有无大汗、恶心、呕吐。

5.各项检查及化验结果:血常规、HCG等。

6.心理改变。

(二)术后评估

1.麻醉及手术方式,术中出血等情况。

2.生命体征,氧饱和度,疼痛情况。

3.补液及进食情况,营养状态。

4.腹部体征,有无阴道流血。

5.各项检查及化验结果:血常规、HCG。

6.有无潜在并发症的发生:出血、下肢静脉血栓形成。

【护理问题】

①焦虑;②腹痛、腹胀;③恶心、呕吐;④有出血性休克的危险;⑤健康知识缺乏。

【护理措施】

(一)术前护理

1.有失血性休克者应取平卧位或休克卧位,并注意保暖。

2.即刻测体温、脉搏、呼吸及血压,并记录,同时准备输液、输血及其他抢救措施。

3.患者禁饮食,必要时给予氧气吸入。

4.按妇科腹部手术常规进行术前准备。动作要轻柔,切勿按压下腹部,禁止灌肠。

(二)术后护理

执行腹部手术一般护理常规。

(三)保守治疗护理

1.绝对卧床休息,尽量少搬动患者。勿按压下腹部防止发生大出血。

2.腹痛时禁用麻醉止痛剂,以免掩盖症状误诊,禁止灌肠。

3.按医嘱给予饮食或暂禁食。

4.测体温、脉搏、呼吸、血压每4小时1次,或遵医嘱并记录。

5.严密观察病情变化,注意血压及腹痛情况,观察有无内出血及休克现象,发现异常及时通知医师,同时做好输液、输血等抢救准备。

6.注意阴道流血情况,如有组织样物排出,应保留送检。

7.保持外阴清洁,预防感染。

8.嘱患者尽量避免增加腹压的动作,保持大便通畅。

(四)心理护理

向患者讲明治疗方法的可行性,并以亲切的态度赢得患者及家属的信任,允许家属陪伴,以提供心理安慰。

【护理评价】

1.孕妇生命体征是否维持在正常范围,有无出血性休克发生。

2.孕妇能否与医护人员讨论疾病、妊娠问题,积极配合治疗。

3.孕妇身心是否舒适。

【健康教育】

指导患者保持良好的卫生习惯,术后加强营养,注意休息,保持良好的心态。注意外阴清洁,禁止性生活1个月,采取避孕措施。

第五节　妊娠期高血压疾病

妊娠期高血压疾病是妊娠期所特有的疾病。妊娠20周以后出现高血压、蛋白尿、水肿,严重时出现抽搐、昏迷、心肾功能衰竭,甚至发生母婴死亡,是孕产妇及围生儿死亡的主要原因之一。

【护理评估】

1.孕前及妊娠20周前有无高血压、蛋白尿或水肿及抽搐等征象。

2.孕妇是否出现头痛、眼花、胸闷、恶心、呕吐等自觉症状。

3.孕妇是否过度紧张、焦虑、恐惧等。

【护理问题】

①焦虑;②有母儿受伤的危险;③潜在并发症:胎盘早剥;④有皮肤完整性受损的危险;⑤健康知识缺乏。

【护理措施】

1.卧床休息:提供安静、清洁的休息环境,保证患者有足够的休息和睡眠时间。取左侧卧位,睡眠欠佳者可遵医嘱给予少量镇静剂,如地西泮、苯巴比妥。给予间歇吸氧或每日吸氧3次,每次20分钟。

2.健康指导和心理支持:指导患者摄取足够的水和富含膳食纤维的食物,将有关妊娠期高血压疾病的症状、体征告诉患者,督促患者坚持计数胎动。在治疗过程中,给予患者适当的信息,如病情得到控制、血压稳定、胎心音正常等,使其对病情有所了解,以增加患者的安全感。

3.用药护理

(1)硫酸镁用药护理:在进行硫酸镁治疗时应严密观察其毒性作用,并认真控制硫酸镁的入量,通常主张硫酸镁的滴注速度以 1g/h 为宜,不超过 2g/h。毒性作用首先表现为膝腱反射消失,随浓度的增加进而发展为全身肌张力减退和呼吸抑制,严重时心跳停搏,所以每次用药前和用药期间均应监测以下指标:①膝腱反射必须存在;②呼吸每分钟不少于 16 次;③尿量每小时不少于 25ml,尿少则提示肾排泄功能受到抑制,镁离子易积聚中毒。由于钙离子可与镁离子争夺神经细胞上的同一受体,阻止镁离子的继续结合,故应随时准备好 10% 葡萄糖酸钙注射液,以便在出现毒性作用时及时予以解毒。在静脉推注 10% 葡萄糖酸钙 10ml 时,宜在 3 分钟内推完,必要时可每小时重复 1 次。

(2)降压药的用药护理:静脉使用降压药时应严密观察血压变化情况,根据血压调整药液滴数,以维持舒张压在 90~100mmHg。

(3)血压的观察:使用冬眠合剂时亦需严密观察血压变化,尤其是静脉注射时应嘱患者必须卧床,以免起立后发生直立性低血压摔倒而发生意外。密切监测胎儿宫内情况。

(4)利尿药物用药护理:用药过程中应严密监测患者的水、电解质平衡情况以及药物的毒副反应,发现异常及时与医师联系,并予以纠正。

(5)扩容药物用药护理:扩容需在解痉的基础上进行,扩容时应严密观察血压、脉搏、呼吸和尿量,防止发生肺水肿和心力衰竭。

4.病情观察:每日测体重 1 次,观察体重改变的情况;记 24 小时出入液量;正确留取尿标本(晨尿、24 小时尿),监测尿量、尿蛋白定性定量及尿比重等;监测血压变化及水肿减轻的程度;注意询问患者的主诉,如出现头晕、头痛、目眩等自觉症状,则应提高警惕,防止子痫的发生;定时听胎心音,加强胎儿监护。在观察过程中发现异常及时通知医师,并协助尽快处理。

5.重度子痫前期的护理:重点在于保持病情稳定,预防子痫发生,为分娩做好准备。除上述常规护理内容外,还应注意以下护理措施:

(1)将患者安排于安静的、光线较暗的病室,尽量集中进行各项操作,避免因外部刺激而诱发抽搐。

(2)准备下列物品:①呼叫器,置于患者随手可及之处;②放好床档,防止患者坠床,受伤;③急救车、吸引器、压舌板、开口器等,以备随时使用;④急救药品:如硫酸镁、葡萄糖酸钙等。

6.子痫患者的护理

(1)子痫发生时首先应保持患者呼吸通畅,并立即给予持续吸氧,用开口器于上、下磨牙间放置一缠好纱布的压舌板,取头低侧卧位,必要时用吸引器吸出喉部黏液或呕吐物,以免窒息。

(2)在患者昏迷或未完全清醒时,禁止给予一切饮食或口服药,防止误入呼吸道而致吸入性肺炎。

(3)遵医嘱药物控制抽搐,首选药物为硫酸镁,必要时用镇静剂、降压药等。

(4)留置导尿管,同时记录出入液量,并按医嘱及时留取血标本或特殊检查。

(5)专人护理,严密观察生命体征的变化及并发症的发生,观察有无宫缩出现,并判定是否已临产。

(6)在抽搐控制后 6～12 小时应考虑终止妊娠。

(7)应随时注意保持患者身体及床单位清洁卫生。

7.终止妊娠:妊娠高血压疾病终止妊娠后病情可自行好转,故适时结束妊娠对母儿均有利。

8.产时护理:如决定经阴道分娩,在第一产程中应注意患者的自觉症状、血压、脉搏、尿量、胎心、宫缩及产程进展情况;血压升高时及时通知医师处理。在第二产程中尽量缩短产程,避免产妇用力,可行会阴侧切并用产钳或吸引器助产。在第三产程中需预防产后出血,在胎儿娩出前肩后立即静推缩宫素,及时娩出胎盘并按摩子宫,观察血压变化,重视患者的主诉。在产房留观两小时,如病情稳定方可送入病房。

9.产后护理:产后 5～24 小时仍有发生子痫的可能,故不可放松治疗及护理。产后遵医嘱仍需继续监测血压及应用硫酸镁。应严密观察子宫复旧及阴道流血的情况,严防产后出血。对子痫前期重度的患者,产后应谨防宫缩痛、腹部伤口疼痛诱发子痫。如产后血压稳定,应鼓励产妇进行新生儿喂养及护理。

【护理评价】

1.轻度妊高征孕妇是否休息充分、睡眠良好、饮食合理、病情缓解。

2.中、重度妊高征孕妇病情是否得以控制,无子痫及并发症。

3.治疗过程中,患者有无出现硫酸镁中毒反应。

【健康教育】

1.妊娠期高血压疾病的预防

(1)通过孕期宣教,使广大育龄妇女了解妊娠期高血压疾病的知识和对母婴的危害,促使孕妇自觉从妊娠早期开始便定期做产前检查。

(2)增加产前检查次数,及时发现异常情况,及时治疗。

(3)孕妇应减少脂肪和食盐的摄入,增加富含蛋白质、维生素、铁、钙和微量元素的食品,坚持足够的休息和保持情绪愉快。

(4)做好妊娠期高血压疾病的预测,尤其对肥胖、体重增长过快、水肿、有高血压史的孕妇,方法有平均动脉压的测定、血液流变学实验、尿钙排量测定等。

2.轻症妊娠期高血压疾病患者适当减轻工作,保证充足的睡眠,摄入足够的营养,均衡膳食,保持心情舒畅。

3.如果妊娠失败,协助产妇和家属渡过哀伤期,并提供有关疾病预后的资料,告诉她们不要害怕再次妊娠,下次妊娠不一定再度发生子痫,但系统地产前检查是非常必要的。

4.下次妊娠须间隔 1～2 年。

第六节　前置胎盘

正常胎盘附着于子宫体部的后壁、前壁或侧壁。孕 28 周后若胎盘附着于子宫下段,甚至胎盘下缘达到或覆盖宫颈内口处,其位置低于胎儿的先露部,称为前置胎盘。是妊娠晚期出血的主要原因之一,是妊娠期的严重并发症,若处理不当可危及母儿生命。多见于经产妇,尤其是多产妇。

【护理评估】

1.是否出现无痛性、无诱因、反复阴道流血的情况,充分估计出血量。

2.反复多次或大量出血时,一般情况及生命体征是否平稳,有无贫血貌,严重者有无休克表现。

3.产后子宫复旧、阴道流血及有无感染征象。

【护理问题】

①焦虑;②阴道流血;③体液不足;④感染;⑤胎儿宫内窘迫;⑥健康知识缺乏。

【护理措施】

1.增进孕妇与胎儿的健康

(1)期待疗法:对妊娠未满 37 周,或估计胎儿体重低于 2300g、阴道流血不多、胎心音正常、产妇一般情况好时可行期待疗法。嘱产妇绝对卧床休息,加强左侧卧位,尽量不予干扰,以减少出血机会;定时间歇吸氧,每日 3 次,每次 1 小时,提高胎儿血氧供应;严密观察出血情况,常规配血备用,注意观察有无宫缩,如阴道流血增多或出现宫缩时应立即通知医师查看,遵医嘱给予止血、补血及宫缩抑制剂;加强胎儿监护,指导患者正确计数胎动,勤听胎心音,必要时做胎心监护;指导患者进食高蛋白、高维生素、富含铁及粗纤维的食物,以改善贫血并保持大便通畅,便秘时可遵医嘱给予大便软化剂;为了避免扩大胎盘剥离面、凝血块脱落而引起大出血,严禁肛诊、灌肠,慎做阴道检查,阴道检查必须在有输液、输血及手术的条件下方可进行,若诊断已明确或流血过多者不应做阴道检查;妊娠不能继续时应给予地塞米松促进胎肺成熟。

(2)休克患者:对入院时已有出血性休克或期待疗法中发生大出血的患者,应立即开放静脉并保持通畅,迅速给予输液或输血以尽快补充血容量,遵医嘱给予止血药物以减少出血;给予持续吸氧提高血氧含量,以减轻孕妇及胎儿的缺氧状况;严密监测血压、脉搏、呼吸及阴道流血量并记 24 小时出入液量,严密监测胎儿的宫内情况,包括连续性胎心监护,并做好新生儿抢救准备;尽快协助医师完善术前准备。

2.预防感染:严密观察与感染有关的症状和体征,如体温、脉搏、产后子宫的压痛情况、恶露的性状及气味、腹部或会阴伤口有无红肿、疼痛及脓性分泌物、白细胞计数及分类等,发现异常及时通知医师;加强会阴部护理,每日消毒两次,做好大小便后的会阴清洁,垫消毒卫生巾,勤换内衣裤;遵医嘱常规使用抗生素,并观察药物的疗效;鼓励患者进食,注意摄入高蛋白的食物,给予补血治疗以增强机体抵抗力;严格执行无菌操作,杜绝医源性感染的发生;产后鼓励患者勤翻身、早下床休息,以利恶露的及时排出及产后康复。

3.提供心理支持：同情、理解患者的感受，鼓励患者说出心中的顾虑，有利于稳定患者情绪，减少恐惧感；允许家属陪伴，消除患者的孤独感；充分介绍与患者有关的医务人员的情况、病室环境以减轻陌生感；与孕妇一起听胎心音，解释目前胎儿状况良好等措施均有助于减轻顾虑；指导患者采用放松技术，如听音乐、看报纸、与同室病友交谈等；把病情及处理方案及时通知患者和家属并予以必要的解释，以获得理解，取得患者的主动配合。

4.加强生活护理：加强巡视，及时发现患者的需要，将呼叫器及生活用品置于患者伸手可及之处，协助患者进食，提供喝水或汤的吸管；及时提供便器，倾倒排泄物，做好大小便后的会阴护理；定期给予床上擦浴、床上洗头；协助穿着、修饰。

【护理评价】

1.接受期待疗法的孕妇胎龄接近（或达到）足月时是否终止妊娠。

2.产后产妇有无出现出血和感染。

【健康教育】

1.搞好计划生育，推广避孕，避免多次刮宫或宫内感染，减少子宫内膜损伤和子宫内膜炎。

2.加强产前检查及宣教，对妊娠期出血应及时就医。

第十二章 儿科疾病护理

第一节 新生儿窒息

新生儿窒息是指胎儿缺氧发生宫内窘迫或娩出过程中发生呼吸循环障碍,以致在生后 1 分钟内无自主呼吸或未能建立规律性呼吸,导致低氧血症和混合性酸中毒。新生儿窒息可因孕母因素、胎盘及脐带因素、分娩因素及胎儿因素造成胎儿或新生儿血氧浓度降低而引起。临床分为轻、重两度窒息,Apgar 评分 4～7 分为轻度,Apgar 评分 0～3 分为重度。重度窒息将出现呼吸功能不全、气体交换障碍和各器官受损、代谢紊乱的表现。新生儿窒息情况紧急,应分秒必争地进行抢救。

【护理评估】

1. Apgar 评分,窒息程度。

2. 各种可能导致新生儿窒息的因素。

3. 患儿心率、呼吸型态、血氧饱和度。

【护理问题】

①气体交换受损;②清理呼吸道无效;③体温过低;④潜在并发症:感染、新生儿缺血缺氧性脑病、惊厥、高胆红素血症等;⑤焦虑(家长);⑥健康知识缺乏。

【护理措施】

(一)一般护理

1. 保暖:可将患儿置于远红外保暖床,病情稳定后置暖箱中保暖或热水袋保暖,维持患儿肛温 36.5～37℃。

2. 严格执行无菌操作技术,勤洗手、加强环境管理。

3. 合理喂养。根据胃肠消化、吸收情况,采取不同的喂养方法,必要时进行静脉营养。

4. 及时、准确用药,观察药物的效果和副作用。

5. 安慰家长,减轻家长的恐惧心理和焦虑程度。

6. 监测生命体征、尿量、意识、肌张力、反应等,及时书写护理记录。

(二)症状护理

1. 做好复苏准备工作。

2. 最初复苏步骤:①保暖;②减少散热;③摆好体位;④吸净口、鼻分泌物,保持呼吸道通畅;⑤触觉刺激。以上五个步骤要求在 20 秒内完成。

3.协助医师按 A、B、C、D、E 程序进行复苏。

(1)气道通畅(A):①患儿仰卧,肩部垫高 2～3cm,使颈部稍后伸至中枕位;②立即清除口、鼻、咽及气道分泌物。

(2)建立呼吸(B):①触觉刺激;②复苏器加压给氧;③喉镜下经口或鼻气管插管。

(3)恢复循环(C):采用双拇指法胸外按压心脏,按压频率为 120 次/min,压下深度为 1.5～2cm,按压有效可摸到颈动脉和股动脉搏动。

(4)药物治疗(D):①建立有效的静脉通路;②保证药物应用:可给予静脉、气管内注入 1∶1000 肾上腺素,及时输入纠酸、扩容剂等。

(5)评价(E):每操作一步的同时,均要评价患儿情况。

4.复苏后处理:窒息复苏后仍需严密观察,随时准备抢救,注意保暖和病情监护。

【护理评价】

1.患儿是否逐渐恢复自主呼吸,临床有无缺氧症状。

2.患儿住院期间是否发生窒息。

3.患儿家长是否对本病有所了解,并能积极配合医护人员。

【健康教育】

1.加强社区健康宣教,孕妇定期作产前检查,发现高危妊娠应及时处理,避免早产和手术产。

2.有后遗症发生的,应指导家长定期随诊。

第二节　新生儿黄疸

新生儿黄疸又称新生儿高胆红素血症,是由于新生儿时期血中胆红素增高而引起皮肤、巩膜等黄染的症状。分为生理性黄疸和病理性黄疸。生理性黄疸不需治疗,数日内可自然消退,预后较好。感染性和非感染性因素可引起病理性黄疸,重者可导致胆红素脑病(核黄疸),常引起死亡或严重后遗症。其特征为:

1.黄疸在出生后 24 小时内出现。

2.黄疸程度重、进展快,血清胆红素＞205μmol/L(12mg/dl)或每日上升＞85μmol/L(5mg/dl)。

3.黄疸持续时间长,足月儿＞2 周,早产儿＞4 周。

4.退而复现,并进行性加重。

5.血清结合胆红素＞26μmol/L(1.5mg/dl)。

胆红素脑病一般发生在出生后 2～7 日,早产儿多见。当血清胆红素迅速增加,超过 342μmol/L 时出现神经系统症状。首先可表现为喂养困难、吸吮力弱、嗜睡、肌张力减退、拥抱反射减弱或消失,以及呼吸暂停、心动过缓,12～24 小时后很快出现双眼凝视、肌张力增高、角弓反张、前囟隆起、呕吐、尖叫、惊厥等,并常伴有高热。

【护理评估】

1.患儿胎龄、分娩方式、母婴血型、体重、喂养及保暖情况。

2.患儿体温及大便情况、药物服用情况。

3.患儿皮肤黄染的程度及黄疸进展情况。

4.患儿的反应、精神状态、吸吮力、肌张力情况,有无感染、抽搐等。

5.胆红素检查结果。

6.患儿家长的心理状态及焦虑程度。

【护理问题】

①潜在并发症:胆红素脑病;②颅内压增高;③体温过高;④健康知识缺乏(家长)。

【护理措施】

(一)一般护理

1.耐心喂养:提早喂哺可刺激胃肠蠕动,促使胎粪排出,又可建立肠道正常菌群,减少胆红素的肝肠循环,有助于减轻黄疸。患儿黄疸期间常表现为吸吮无力、食欲缺乏,应给予少量多次喂哺、间歇喂养、鼻饲、滴管喂养等,保证奶量摄入,必要时实施静脉营养。

2.加强保暖:置患儿于中性温度的环境中,维持体温稳定。体温过高应予散包降温,体温过低时用远红外辐射床、暖箱或热水袋保暖。

3.病情监测:观察体温、心率、呼吸及有无出血倾向;观察患儿哭声、精神反应、肌张力、前囟张力,从而判断有无核黄疸发生;观察黄疸的进展情况,如皮肤、巩膜的色泽变化,大小便次数、量、性质及色泽的变化;观察贫血的进展情况,监测患儿溶血性贫血的实验室检查结果,观察有否水肿、肝脾大等情况,判断有无心力衰竭。

4.心理护理:鼓励父母尽早与婴儿接触,让他们探视、喂哺、拥抱婴儿,增强父母与婴儿的情感联结,有利于婴儿早日康复。

(二)对症护理

1.预防胆红素脑病,查找原因,采取相应的病因治疗。

2.按医嘱进行蓝光疗法,采用波长 420～470nm 的蓝光照射皮肤,使未结合胆红素在光和氧的作用下变成水溶性的异构体,从胆汁、尿液中排出,从而降低血清胆红素浓度。

3.按医嘱输入血浆和清蛋白,以增加胆红素与清蛋白的结合,预防胆红素脑病的发生;给予肝酶诱导剂(苯巴比妥或尼可刹米等),诱导肝细胞增加葡萄糖醛酸转移酶的生成,加速结合胆红素的转化和排泄,使血清胆红素下降。

4.按医嘱进行换血疗法,适用于严重新生儿溶血症所致的高胆红素血症,可及时换出血清中特异的血型抗体和已致敏的红细胞,降低血清未结合胆红素,防止胆红素脑病的发生。

5.合理安排补液顺序及输液速度,切忌快速输入高渗性药物,以免血脑屏障暂时开放使胆红素进入脑组织。

6.做好预防缺氧、感染、低血糖及酸中毒的护理,不使用对肝脏有损害或可能引起溶血、黄疸的药物。

【护理评价】

1.患儿黄疸是否消退,皮肤黏膜是否发生破损、感染。

2.患儿是否发生胆红素脑病和心力衰竭。

3.患儿家长能否对患儿进行正确的照护。

【健康教育】

1.宣传孕期保健知识,指导孕母预防和治疗感染性疾病。

2.对既往有原因不明的死胎、流产或重度黄疸患儿的家庭,应指导母亲加强产前检查。

3.发生胆红素脑病者注意观察后遗症的出现,及时给予康复治疗和护理。

4.教会家长对生理性黄疸和病理性黄疸的鉴别,便于及时获得干预。

第三节　小儿腹泻

小儿腹泻是由多种病原、多因素引起的以腹泻症状为主的一组疾病,是儿科常见病,也是我国儿童保健重点防治的四大疾病之一。发病年龄以2岁以下为主,一年四季均可发病,但夏秋季发病率最高。小儿腹泻临床上以呕吐、腹泻为特征。由于呕吐、腹泻造成大量体液和电解质及营养物质丢失,引起脱水、电解质紊乱及能量不足。因感染可出现全身中毒症状。腹泻严重者可出现休克,甚至危及生命。

【护理评估】

1.患儿喂养方式,有无不洁饮食史或食物过敏史;既往有无腹泻史。

2.腹泻开始时间,大便性状、次数及病程等。

3.有无发热、脱水、电解质和酸碱平衡紊乱及中毒症状。

4.生命体征,检查肛周皮肤有无发红、破损。

5.血常规、大便常规结果。

6.患儿家长对本病的认知程度。

【护理问题】

①体液不足;②体温过高;③营养失调:低于机体需要量;④有皮肤完整性受损的危险;⑤健康知识缺乏。

【护理措施】

(一)一般护理

1.防止感染传播:按肠道传染病隔离,防止交叉感染。

2.饮食:合理安排饮食,在补充累积损失阶段可暂禁食4~6小时(母乳喂养者除外),腹泻次数减少后,给予流质或半流质饮食如粥、面条等,少量多餐,病情好转后逐渐过渡到正常饮食。双糖酶缺乏者,不宜用蔗糖,并暂停乳类。腹泻停止后给予营养丰富的饮食。

3.臀部护理:腹泻时,肛门周围皮肤容易发生糜烂甚至引起溃疡及感染。需选用柔软布类尿布,勤更换,每次便后用温水清洗臀部并吸干,局部皮肤发红处涂以鞣酸软膏或氧化锌油并按摩片刻,促进局部血液循环。皮肤溃疡局部可采用暴露疗法。避免使用不透气塑料布或橡皮布,防止尿布皮炎发生。因为女婴尿道口靠近肛门应注意会阴部的清洁,预防上行性尿路感染。

4.对家长说明患儿的病情,介绍腹泻的有关知识和护理要点等,减轻焦虑的心理。

5.密切监测体温变化及排便情况、脱水程度,观察有无电解质紊乱和酸中毒的表现。

(二)对症护理

1.控制感染:病毒性肠炎一般不需应用抗生素。细菌感染者一般需抗生素治疗,如致病性大肠杆菌可选用庆大霉素、氨苄西林、小檗碱等。抗生素诱发性肠炎需停用原来的抗生素,根据大便细菌培养结果选用抗生素。

2.补充液体,纠正水、电解质紊乱及酸碱失衡:可根据病情选择口服补液和静脉补液。

(1)口服补液(口服 ORS 溶液):用于腹泻时脱水的预防。用于轻度和中度脱水而无明显周围循环障碍的患儿。一般轻度脱水需 50～80ml/kg,中度脱水需 80～100ml/kg,于 8～12 小时内将累积损失量补足。

(2)静脉补液:用于中、重度以上脱水或吐泻较重的患儿。

①第 1 天补液:输液总量为轻度脱水 90～120ml/kg,中度脱水 120～150ml/kg,重度脱水 150～180ml/kg。包括补充累积损失量、继续损失量和生理需要量。

溶液种类:根据脱水性质而定。等渗性脱水用 1/2 张含钠液;低渗性脱水用 2/3 张含钠液;高渗脱水用 1/3 张含钠液。

输液速度:根据脱水程度,遵循先快后慢、先浓后淡、先盐后糖、见尿补钾、惊厥补钙的原则。一般前 8～12 小时每小时 8～10ml/kg,若中度和重度脱水有明显循环障碍应先快速扩容,脱水纠正后,补充生理需要量和继续损失量时速度宜减慢,于 12～16 小时内补完,每小时 5ml/kg。

②第二天及以后的补液:主要补充生理需要量和继续损失量,补液量需根据吐泻和进食情况估算,一般生理需要量为每日 60～80ml/kg;继续损失量是丢多少补多少,将这两部分相加于 12～24 小时内均匀静滴。

(3)纠正酸中毒:重度酸中毒的病儿,应补充碳酸氢钠或乳酸钠溶液。

(4)纠正低钾血症:一般按每日 3～4mmol/kg(相当于 200～300mg/kg)补给,轻度脱水时可分次口服,中、重度脱水给予静脉滴入。补钾浓度应小于 0.3%,每日补钾总量静脉点滴时间不应短于 6～8 小时,严禁直接静脉推注。

(5)纠正低钙或低镁血症:静脉缓注 10% 葡萄糖酸钙或深部肌内注射 25% 硫酸镁。

3.对症治疗:腹胀明显者可用肛管排气或肌注新斯的明。呕吐严重者可针刺足三里、内关或肌注小剂量氯丙嗪等。

【护理评价】

1.患儿排便次数和大便性状是否正常。

2.患儿脱水的症状和体征是否消失,电解质酸碱平衡紊乱是否及时纠正。

3.患儿体温是否恢复正常。

4.患儿能否保持皮肤的完整性。

5.患儿有无并发症发生。

【健康教育】

1.宣传母乳喂养的优点,指导合理喂养,避免在夏季断奶,按时逐步添加辅食。指导患儿家长配制和使用 ORS 溶液。

2.注意食物新鲜、清洁,食具应定时煮沸消毒,避免肠道内感染。

3.及时治疗营养不良,如佝偻病等。

4.气候变化时防止受凉或过热,夏天多喝水。

5.避免长期滥用广谱抗生素。

第四节　急性上呼吸道感染

急性上呼吸道感染简称上感,系由各种病原体引起的上呼吸道(鼻、鼻咽和咽部)炎症,俗称感冒,是小儿常见病。以冬春季节及气候骤变时多见。临床表现为鼻塞、流涕、喷嚏、咽部不适、咽痛、干咳等局部症状,并伴有发热、头痛、烦躁不安、全身不适、乏力等全身症状。

【护理评估】

1.患儿生活环境、营养状态,有无受凉史。

2.有无畏寒、发热、头痛、消化道反应等全身症状。

3.有无鼻塞、流涕、喷嚏等症状。

4.有无咽干、声音嘶哑、咳嗽等咽部症状。

【护理问题】

①体温过高;②低效性呼吸型态;③有感染的危险;④潜在并发症:惊厥;⑤健康知识缺乏。

【护理措施】

(一)一般护理

1.保持室内空气清新,维持室温 18~22℃、湿度 50%~60%。做好呼吸道隔离。

2.保证患儿摄入充足的水分,给予易消化和高营养的清淡饮食。哺乳时遇到患儿咳嗽或呕吐,应暂停喂哺,将患儿头偏向一侧,防止窒息或吸入性肺炎。

3.高热患儿应卧床休息,适当限制活动,各种检查、治疗、护理尽量集中进行。

4.做好口腔护理,保持口腔清洁。

5.及时清除鼻腔及咽、喉部分泌物,保持呼吸道通畅,鼻塞严重时清除鼻腔分泌物后用 0.5%麻黄碱液滴鼻,每次 1~2 滴。对因鼻塞而妨碍吸吮的婴幼儿,应在哺乳前 10~15 分钟滴鼻,使鼻腔通畅,保证吸吮。

6.安全护理:床边设置防护床档,防止坠地摔伤。已出牙的患儿在上下牙齿间放置缠有纱布的压舌板,防止舌咬伤。牙关紧闭时,不要强力撬开,以免损伤牙齿。尽量由专人护理。

7.护士应及时与家长交流,介绍与疾病有关的治疗护理知识,取得家长的配合。

8.密切观察意识、体温、呼吸、心率等变化,警惕有无兴奋、烦躁、惊跳等惊厥先兆。

(二)对症护理

1.高热患儿,体温超过38.5℃以上给予物理降温,如头部冷敷、腋下、腹股沟等大血管处置冰袋、温水擦浴。

2.患儿一旦出现惊厥先兆,应立即通知医师,按医嘱给予镇静剂,同时采取降温措施。

3.当惊厥发作时不要搬运,应就地抢救,立即让患儿去枕仰卧,头偏向一侧,松解衣扣,防止衣服对颈、胸的束缚而影响呼吸及呕吐物误吸发生窒息。将舌轻轻向外牵拉,防止舌后坠阻塞呼吸道引起呼吸不畅,及时清除呼吸道分泌物及口腔呕吐物,保持呼吸道畅通。必要时备好吸痰器。

4.给予氧气吸入。鼻导管给氧时氧流量:儿童1～2L/min;婴儿0.5～1L/min;新生儿0.3～0.5L/min。也可用面罩法,氧流量要相应提高。

5.做好用药的护理,注意观察药物疗效及不良反应,应用抗生素时应注意有无过敏反应。

【护理评价】

1.患儿体温是否降至正常范围。

2.患儿是否发生惊厥。

3.患儿是否感觉舒适。

【健康教育】

1.指导家长掌握上呼吸道感染的预防知识。根据天气变化及时增减衣物,避免受凉。

2.房间应经常开窗通风,室内禁止吸烟。在儿童机构中应早期隔离患儿,如有流行趋势,可用食醋熏蒸法将居室消毒。

3.对反复发生上呼吸道感染的患儿,应注意加强体育锻炼,多进行户外活动。

4.合理喂养患儿,及时添加辅食,保证摄入营养均衡。积极防治各种慢性病,如佝偻病、营养不良及贫血等。

第五节　小儿肺炎

肺炎系指不同病原体或其他因素所致的肺部炎症,为儿科常见病,居我国小儿死亡的第一位,是我国儿童保健重点防治的四大疾病之一。主要临床表现为发热、咳嗽、气促、呼吸困难和肺部固定性中、细湿啰音。重症者可累及循环、神经及消化系统而出现相应的临床症状。婴幼儿以支气管肺炎最为常见。

【护理评估】

1.了解病史,有无反复呼吸道感染史。

2.评估有无发热、咳嗽、气促、鼻翼扇动、发绀及三凹征。

3.有无嗜睡、意识障碍、惊厥等中枢神经系统症状,有无气胸、脓胸、DIC症状,有无腹泻等消化道症状。

4.有无并发呼吸衰竭、心力衰竭。

5.实验室检查结果。

6.患儿家长对本病的认知程度及焦虑程度。

【护理问题】

①体温过高;②呼吸型态改变;③营养失调:低于机体需要量;④潜在并发症:中毒性脑病、中毒性肠麻痹;⑤健康知识缺乏。

【护理措施】

(一)一般护理

1.饮食:给予易消化、营养丰富的流质、半流质饮食,多饮水,呼吸困难者喂哺同时应给予吸氧;重症不能进食者,给予静脉营养。重症患儿应记录24小时出入量。静脉输液速度应慢且匀速输入,防止心衰发生。

2.帮助患儿采取半卧位或抬高床头30°~60°,经常帮助患儿翻身变换体位或抱起患儿。

3.发热或病情较重者应卧床休息,避免哭闹等活动过度,各种护理、治疗、操作集中进行。

4.维持正常体温:对新生儿或较小婴儿出现体温过低者,应注意保暖;对体温升高的患儿积极采取降温措施,调节室内温、湿度,对小婴儿(特别是新生儿)可采取散包降温,尽量多给患儿饮水。在采取降温措施后30分钟,应复测体温并做好记录。

5.病情监测:密切监测体温、咳嗽、咳痰的性质、呼吸次数、节律及深度,有无鼻翼扇动和三凹征等呼吸困难的表现。观察心率、心律、心音变化,及时发现心衰表现。观察意识状态、瞳孔、肌张力等变化,及时发现颅内压增高表现。

6.做好皮肤、口腔护理。

7.护士应关心患儿,保证患儿充足的休息,避免哭闹。及时与家长沟通,合理解释病情或给予安慰,缓解其焦虑、紧张情绪。

(二)对症护理

1.保持呼吸道通畅,及时清除患儿鼻腔及咽、喉部分泌物。

(1)协助患儿更换体位,一般每2小时1次。

(2)用手轻拍患儿背部,促使痰液排出,边拍边鼓励患儿咳嗽。

(3)对痰液黏稠不宜咳出者,可按医嘱给予超声雾化吸入。

(4)必要时给予吸痰,注意勿损伤黏膜,吸痰不宜在哺乳后1小时内进行,以免引起呕吐。吸痰后宜立即吸氧。

(5)按医嘱给予解痉、祛痰等药物,促进排痰。

2.给氧:凡出现呼吸困难、喘憋、口唇发绀、面色灰白等情况,立即给氧。一般采用鼻导管法给氧,氧流量为0.5~1L/min;新生儿或鼻腔分泌物较多者,可用面罩、鼻塞、头罩或氧帐;缺氧明显者可用面罩给氧,氧流量为2~4L/min;若出现呼吸衰竭时,则应使用人工呼吸器,以改善通气状况纠正缺氧。

3.若出现心力衰竭应积极处理,让患儿取半卧位,保持安静,尽量避免患儿用力;按医嘱给予吸氧及应用强心和利尿剂等药物。

4.中毒性肠麻痹出现严重腹胀时应积极处理,遵医嘱禁食,进行胃肠减压或皮下注射新斯的明以促进肠蠕动。

5.如出现肺脓肿、脓胸或脓气胸等并发症,应及时配合医师做好胸穿或胸腔闭式引流的准备,做好术前护理。

【护理评价】

1.患儿气促、发绀是否消失,呼吸是否平稳。

2.患儿能否及时清除痰液保持呼吸道通畅。

3.患儿体温是否恢复正常。

4.患儿住院期间是否发生并发症。

5.患儿能否得到充足的营养维持机体生长发育。

【健康教育】

1.指导家长合理喂养,进食高蛋白、高维生素饮食。

2.开展户外活动,进行体育锻炼,增强体质,减少呼吸道感染的发生。

3.定期健康检查,按时预防接种。

第六节　先天性心脏病

先天性心脏病简称先心病,是胎儿期心脏及大血管发育异常而致的先天畸形,是小儿常见的心脏病。在胎儿心脏发育阶段,若有任何因素影响了胚胎心脏发育,使心脏某一部分发育停顿或异常,即可造成先天性心脏畸形。根据左、右心腔或大血管间有无直接分流和临床有无青紫,先天性心脏病可分为3类:①左向右分流型(潜伏青紫型):如室间隔缺损、动脉导管未闭和房间隔缺损等;②右向左分流型(青紫型):某些原因致使右心压力增高并超过左心,使血流经常从右向左分流时,或因大动脉起源异常,使大量静脉血液进入体循环,均可出现持续性青紫,如法洛四联症和大动脉转位等;③无分流型(无青紫型):即心脏左、右两侧或动、静脉之间无异常通路或分流,如肺动脉狭窄和主动脉缩窄等。

先天性心脏病患儿,轻症可无症状或症状轻微,重者可出现心率增快,心脏增大,心脏杂音;活动耐力低下,如活动后气促、多汗、呼吸困难、青紫;反复呼吸道感染;生长发育迟缓;杵状指(趾)等。常见的并发症有支气管肺炎、充血性心力衰竭、亚急性感染性心内膜炎等。法洛四联症患儿还可并发脑血栓、脑脓肿等。

【护理评估】

1.了解患儿母亲妊娠史,有无先心病家族史。

2.小儿出生后心脏杂音性质、有无发绀及发绀出现的时间。

3.了解有无多汗、气促、喂养困难、声音嘶哑及反复呼吸道感染史。

4.有无发育落后、眼结膜充血、杵状指、脉搏增快、呼吸急促、鼻翼扇动和三凹征。

5.了解心电图、超声心动图、X线等检查结果。

6.了解患儿有无抑郁、焦虑、自卑等心理,了解患儿家长对治疗及预后的接受程度。

【护理问题】

①活动无耐力;②呼吸困难;③生长发育迟缓;④焦虑;⑤潜在并发症:心力衰竭、感染性心内膜炎、脑血栓;⑥健康知识缺乏。

【护理措施】

1.建立合理的生活制度,安排好患儿作息时间,保证充足的睡眠与休息。

2.供给充足营养,注意营养搭配,供给足够能量、蛋白质和维生素,保证营养需要,以增强体质,提高对手术的耐受。喂养困难的患儿可少量多餐。

3.注意体温变化,按气温改变及时加减衣服,避免受凉引起呼吸系统感染。

4.用药护理

(1)应用洋地黄制剂时要注意给药方法,仔细核对剂量,密切观察洋地黄的中毒症状。

(2)应用利尿剂时注意用药时间、剂量以及患儿的反应等。用药期间应鼓励患儿进食含钾丰富的食物,以免出现低钾血症和增加洋地黄的毒性反应。同时应观察有无低钾的表现,如四肢无力、腹胀、心音低钝、心律失常等,一经发现,应及时处理。

5.病情监测

(1)注意心率、心律、脉搏、呼吸、血压、心前区有无隆起,心尖搏动的位置、强弱及范围,心前区有无抬举冲动感及震颤。观察青紫程度的变化。必要时使用监护仪监测。

(2)密切监测法洛四联症患儿在哭闹、进食、活动、排便时有无缺氧发作。

(3)青紫型先天性心脏病患儿,由于血液黏稠度高,暑天、发热、多汗、腹泻时应注意多饮水,必要时静脉输液。

(4)观察有无心率增快、呼吸困难、端坐呼吸、吐泡沫样痰、水肿、肝大等心力衰竭的表现。

6.应向患儿及家长做好解释工作,使其具有充分的心理准备,密切配合,确保诊疗、护理工作的顺利进行。

【护理评价】

1.患儿活动耐力有无改善。

2.营养情况有无好转,能否满足生长发育所需。

3.是否出现并发症。

4.家长及患儿对疾病的认知及接受程度。

【健康教育】

1.向患儿及家长讲解先天性心脏病的致病原因、主要表现、护理及对症治疗要点。

2.指导家长合理喂养,给予患儿高蛋白、高维生素、高能量的饮食。

3.指导家长合理安排患儿的生活作息和活动量,做到劳逸结合。

4.做好用药指导,介绍所用药物的名称、用法、剂量、作用、副作用和使用时间。

5.出院时指导家长做好家庭护理,介绍本病的预防知识,强调预防各种感染,尤其是预防呼吸道感染的重要性。

6.定期复查。

第七节　急性肾小球肾炎

急性肾小球肾炎又称急性肾炎,是一组不同病因所致的感染后免疫反应引起的急性弥漫性肾小球炎性病变,多见于5~14岁小儿。主要临床特点是水肿、血尿、高血压。重症者有严重循环充血及心力衰竭、高血压脑病、急性肾衰竭等。本病在小儿常呈良性自限性过程,以限制活动、控制钠、水入量及利尿、降压等对症处理为主。本病病程较长,预后好,治愈率高(约90%以上),较少转为慢性肾炎。

【护理评估】

1.询问发病前1~3周有无上呼吸道感染或皮肤感染病史。

2.了解有无水肿、血尿、高血压史,判断水肿程度及性质等。

3.观察24小时尿量、尿色。

4.实验室检查结果:尿常规、肾功能、电解质、血清抗O指标等。

5.患儿的心态及家长对本病的认识程度。

【护理问题】

①体液过多;②高血压过高;③营养失调:低于机体需要量;④潜在并发症:心力衰竭、高血压脑病、肾衰竭;⑤健康知识缺乏。

【护理措施】

(一)一般护理

1.休息:急性期2周内应卧床休息,待水肿消退、血压降至正常、肉眼血尿消失,可下床轻微活动或户外散步。血沉接近正常可恢复上学,但避免剧烈活动,至尿液Addis计数恢复正常才可正常活动。

2.饮食:给予高糖、高维生素、适量脂肪、低蛋白、低盐饮食。水肿、高血压患儿应限制钠盐及水的摄入,一般氯化钠入量每日1~2g(水肿消退后可给3~5g);准确记录24小时液体出、入量。水肿消退、血压正常后可逐渐过渡到正常饮食。

3.心理护理:护理人员应关心、体贴患儿,消除患儿的紧张心理。

(二)对症护理

1.观察尿量、尿色,定期进行肾功能及尿常规检查,准确记录24小时出入液量,作为病情变化的参考。

2.评估水肿进展情况,定期测体重,一般每周2次,用利尿药时每日1次。

3.观察生命体征变化,监测血压、心律、呼吸、心率,观察有无血压突然升高、剧烈头痛、呕吐等高血压脑病的表现。若患儿烦躁不安、呼吸急促或出现呼吸困难、发绀、胸闷、咳粉红色泡沫样痰者提示心力衰竭出现,应立即抢救。需静脉输液者应严格控制输液量及速度,防止加重心衰。

4.按医嘱用利尿、降压药,观察患儿体重、尿量及水肿的变化并记录。

【护理评价】

1.患儿尿量是否增加,水肿是否消退。

2.患儿是否心率、血压正常。

3.患儿有无高血压脑病、严重循环充血等情况发生。

4.患儿及家长是否能合理饮食及安排休息。

【健康教育】

1.介绍急性肾炎的护理要点及预后估计,使患儿及家长能更好地与医护人员合作。

2.强调限制患儿活动是控制病情进展的重要措施,尤以前2周最关键。

3.指导家长及患儿合理饮食,介绍低盐饮食的重要性,选择正确的食物并保证患儿的营养供应。

4.积极预防:治疗上呼吸道感染、扁桃体炎等链球菌感染的疾病,注意保暖。多参加体育锻炼,增强体质。

5.出院后1～2个月适当限制活动,定期查尿常规,随访时间一般为半年。

第十三章　骨骼系统疾病护理

第一节　牵引的护理

牵引分为骨牵引和皮牵引。皮牵引是通过牵拉肢体皮肤间接牵引骨骼的方法,达到复位和制动的目的;骨牵引是牵引力直接作用于骨或关节,达到复位,维持固定,矫正肢体畸形缓解疼痛的目的。

【适应证】

(一)皮牵引

1.股骨干骨折或关节脱位复位后不稳定需保持对位。

2.小儿股骨骨折或老年人股骨颈骨折、粗隆间骨折。

3.成人下肢骨折骨牵引后临床愈合,仍需继续牵引者。

4.轻度小儿关节挛缩。

5.某些骨折内固定术后,周围组织无炎症时,临时制动以防关节挛缩。

(二)骨牵引

1.成人长管骨不稳定骨折或骨折脱位。

2.骨盆骨折伴骶髂关节半脱位。

3.陈旧性髋关节脱位在手法或手术复位前用骨牵引松解软组织痉挛。

4.髋臼中心脱位、错位严重者。

5.四肢软组织痉挛引起的关节畸形,用皮牵引不能矫正者。

【护理评估】

1.患者的年龄、体重,有无糖尿病、高血压、心脏病等伴发疾病,评估患者对牵引的耐受力。

2.骨折的部位、程度,牵引的方法、方向、器具、重量和允许的体位。皮牵引处皮肤情况,骨牵引针孔处有无分泌物等。

3.患者的生命体征,关节活动度及功能的改变程度;有无牵引治疗的常见并发症,尤其是肢端血运障碍。

4.心理及社会支持状况。

【护理问题】

①焦虑、恐惧;②有牵引无效的可能;③潜在并发症:周围神经血管损伤、感染(呼吸、泌尿

系、牵引针)、关节僵硬、皮肤损伤;④活动障碍;⑤健康知识缺乏。

【护理措施】

1.严格床头交接班,详细交接牵引体位、重量、皮肤、肢端血压循环等情况。

2.随时观察肢端血液循环情况:肢端皮肤颜色、温度,桡动脉或足背动脉搏动情况,毛细血管充盈度,指(趾)活动情况及患者主诉,如有无疼痛、麻木感觉等。如肢端皮肤颜色变深,温度下降,动脉搏动减弱,毛细血管充盈缓慢,被动活动指(趾)引起剧烈疼痛,患者主诉肢体疼痛、麻木,说明发生了血液循环障碍,应立即查找原因及时处理。

3.保持有效牵引:皮牵引者应注意牵引带有无松散;颅骨牵引者应每日将颅骨牵引弓的靠拢压紧螺母拧紧 0.5～1 圈。保持牵引锤悬空,滑车灵活,牵引绳上不能放置被子、枕头等物品,牵引绳与身体长轴平行。防止滑车抵住床尾或床头,防止牵引锤着地及牵引绳断裂或滑脱。颅骨牵引时可抬高床头 15°～20°,保持牵引力与反牵引力平衡。肢体位置放置符合要求:股骨颈、粗隆间骨折患者保持中立外展位;股骨上段骨折行骨牵引时患肢应尽量外展,患者保持半卧位。牵引重量应根据病情调节,不可随意增减。

4.预防皮肤并发症

(1)牵引重量不宜过大。

(2)胶布过敏或出现水疱应及时处理。

(3)胶布边缘溃疡面积较大时应去除胶布暂停皮牵引改为骨牵引。

(4)长期卧床者应定时按摩骨隆突处,放置软垫,保持床单位平整。

5.防止牵引针眼感染:保持牵引针眼干燥、清洁。针眼处不需要覆盖任何敷料,每天用 75%的乙醇涂擦两次,针眼处如有分泌物或痂皮,应用棉签将其擦去,防止痂下积脓,注意牵引针有无左右偏移,如有偏移应消毒后调至对称位置。

6.加强功能锻炼:向患者及家属讲解功能锻炼的重要性。早期主要进行肌肉的等长收缩,两周后开始练习关节活动,肌肉瘫痪的肢体应做关节的被动活动,病情允许可以练习全身活动,如扩胸、深呼吸、有力咳嗽、抬起上身等,以改善呼吸功能。

7.协助患者做好生活护理和基础护理,保持口腔清洁,做好留置导尿的护理。

【护理评价】

1.患者焦虑、恐惧是否得到缓解或减轻。

2.牵引是否有效、达到治疗目的。

3.有无周围血管神经功能障碍的表现,如果出现是否得到及时治疗。

4.有无其他并发症的出现,若有,是否得到及时处理。

5.患者能积极配合进行有效的功能锻炼。

【健康教育】

1.指导并协助患者维持正确的牵引体位。

2.保持有效牵引,不随意增减牵引重量。

3.能坚持循序渐进的功能锻炼,以患者不出现疲劳、疼痛为宜。病情允许时可进行全身活动。

第二节　石膏固定的护理

医用石膏是天然石膏经加热脱水而成的熟石膏,当熟石膏遇到水分时,可重新结晶而硬化,利用此特性可达到固定、制动肢体的作用。

【适应证】

1.骨折整复后的固定。

2.关节损伤或关节脱位复位后的固定。

3.周围神经、血管、肌腱断裂或损伤,手术修复后的制动。

4.急慢性骨与关节炎症的局部制动。

5.矫形手术后的固定。

【护理评估】

1.患者的年龄、体重,有无糖尿病、高血压、心脏病等伴发疾病。

2.肢体受伤的部位、程度,石膏的放置位置、干涸程度及松紧度。

3.心理及社会支持状况。

【护理问题】

①焦虑、恐惧;②躯体移动障碍;③生活自理缺陷;④潜在并发症:压疮、感染、石膏综合征、便秘、废用综合征;⑤健康知识缺乏。

【护理措施】

(一)石膏干涸前的护理

1.石膏干涸前用手掌平托石膏,避免牵拉、手指压迫石膏出现凹陷而压迫局部血管、神经和软组织。

2.未干透的石膏固定肢体切忌放在硬板床上,不可在石膏上放置重物,避免石膏折断、变形。

3.寒冷季节未干涸的石膏需覆盖被毯时应使用支被架。可提高室温,同时用烤灯照射,但应注意避免烫伤。夏季可用电扇吹干,注意防暑降温。

(二)石膏干涸后的护理

1.石膏干涸后脆性增加易折断,协助患者翻身或者改变体位时支托关节部位;在搬动患肢时平行托起,切忌在关节部位施加外力。

2.抬高患肢:下肢石膏固定后保持足跟悬空,上肢石膏固定后用绷带悬吊,使患肢高于心脏平面以利于血液、淋巴回流,减轻肿胀。

3.保持石膏清洁:保持会阴部及臀部石膏的清洁,为石膏托固定患者换药时应注意保护伤口周围的石膏不被污染,严重污染的石膏应及时更换。

4.注意石膏内出血:如发现石膏表面有血迹时应用笔在石膏表面标明范围并记录时间,若血迹的边界不断扩大应考虑是否有内出血,应通知医师紧急处理。

5.观察患肢血液循环情况,注意患肢肿胀程度、皮肤温度、颜色及感觉的改变。

6.预防压疮:经常用手指伸进石膏按摩肢体,石膏边缘整齐光滑避免卡压或摩擦肢体,同时协助患者定时翻身。注意患者肢体疼痛的主诉。

7.坚持功能锻炼:石膏固定当天可进行肌肉收缩活动,石膏拆除后可每日按摩肌肉并加强功能锻炼。可以适当下床活动以防失用性骨质疏松、关节僵硬。

8.指导患者进食高蛋白、高维生素、高纤维素饮食,多饮水,进行腹部顺时针按摩,防止活动减少引起便秘。

【护理评价】

1.患者焦虑、恐惧程度是否减轻或缓解。

2.有无神经血管功能障碍。

3.患者皮肤的完整性,有无压疮或皮肤破损、炎症。

4.患者能否在帮助下翻身或改变体位。

5.患者掌握石膏固定期间的注意事项、功能锻炼有关知识。

【健康教育】

1.石膏固定肢体位于功能位。

2.合理饮食,保证足够的能量供给,防止便秘。

3.保持有效的石膏固定,石膏干燥、清洁。

4.坚持进行功能锻炼,定期复查。

第三节　四肢骨折

骨折是骨的完整性或连续性发生中断。骨折的专有体征为畸形、反常活动、骨擦音和骨擦感。骨折的早期并发症有休克、血管和周围神经损伤、脊髓损伤、内脏损伤、脂肪栓塞、骨筋膜室综合征、感染,晚期并发症有压疮、坠积性肺炎、缺血性肌挛缩、骨化性肌炎、关节僵硬、创伤性关节炎、缺血性骨坏死。常见的四肢骨折有肱骨干骨折,肱骨髁上骨折,尺、桡骨骨折,桡骨下端骨折,股骨颈骨折,股骨干骨折,胫腓骨骨折。

【护理评估】

(一)术前评估

1.患者受伤的经过,既往有无骨骼病变、骨折、外伤史。

2.肢体活动的范围,躯体移动障碍的程度,浅感觉、深感觉及各种反射的损伤程度。

3.皮肤黏膜情况;患肢肢端血供情况。

4.生命体征,有无其他部位损伤或并发症。

5.疼痛情况:部位、程度、伴随症状、进展情况。

6.各项检查及化验结果:术前常规检查、骨折部位影像学检查结果。

7.生活方式,吸烟、饮酒史。

8.心理及社会支持状况：心理焦虑、恐惧程度，康复锻炼知识的了解程度等。

(二)术后评估

1.麻醉、手术方式，术中出血、输血情况。

2.生命体征，血氧饱和度、尿量、血糖等。

3.患肢肢端的血供、活动、感觉情况等。

4.切口愈合情况，有无渗血、渗液，引流管周围敷料情况。

5.引流管放置位置、通畅程度，引流物颜色、性质及量。

6.外固定支架、内固定物置入、石膏支具固定情况。

7.骨折部位影像学检查。

8.康复锻炼情况等。

9.患者对疾病的认知程度。

10.营养状况：有无贫血、低蛋白血症，患者的进食情况。

【护理问题】

①焦虑、恐惧；②疼痛；③肢体活动障碍；④潜在并发症：感染、深静脉血栓形成；⑤健康知识缺乏。

【护理措施】

(一)术前护理

1.心理护理：主动与患者沟通，了解患者的心理状态，向患者讲明手术的目的、意义及注意事项，解除患者的顾虑，使其积极配合治疗。

2.饮食护理：指导患者进食高蛋白、高维生素、易消化食物，保持心情舒畅，增进食欲，在床上适当进行活动，促进肠蠕动。鼓励患者多饮水，增加粗纤维食物，保持大便通畅。

3.维持正确卧位：指导患者保持正确卧位的重要性，取得合作。

4.注意观察患肢血运、活动、感觉情况。

5.手术患者做好术前准备。

(二)术后护理

1.心理护理：主动关心患者，鼓励患者表达思想情绪的变化，帮助患者树立治疗疾病的信心和勇气。

2.卧位护理：取平卧位，抬高患肢略高于心脏水平，以减轻或消除肢体肿胀。长期肢体制动及关节内骨折者应置患者于功能位。对血液灌注不足的肢体，需防止位置过高而加重缺血症状，同时严禁局部按摩、热敷、理疗。

3.加强病情观察

(1)注意生命体征的观察，尤其是严重创伤患者应给予心电监护，对意识状态、呼吸、血压、脉搏、体温、尿量及用药、吸氧等情况做好记录。

(2)观察骨折肢体末梢血液循环及感觉、运动、肢体肿胀等情况，发现异常及时通知医师，加强临床观察。

4.疼痛护理

(1)护理操作时的动作要轻柔、准确,对损伤部位重点扶托保护,以免引起和加重患者的疼痛。

(2)分辨疼痛的原因:原因不明者谨慎使用止痛剂,警惕骨筋膜室综合征的发生;原因明确者可在局部对症处理前应用镇静、止痛药物;疼痛较轻者可通过分散或转移其注意力,如冷敷、按摩等缓解疼痛。

5.预防并发症

(1)对长期卧床的患者,定时给予翻身叩背,按摩骨隆突处,并鼓励患者有效咳嗽、咳痰,防止压疮及坠积性肺炎的发生。

(2)骨筋膜室综合征:观察有无进行性疼痛、活动障碍、肿胀、压痛及肌肉被动牵拉痛,观察肢端血供活动感觉及全身情况,观察石膏支具绷带的松紧度。及时调整石膏支具的松紧度,避免过紧,抬高患肢,按照医嘱正确使用甘露醇。如怀疑发生骨筋膜室综合征,应立即通知医师,解开石膏或支具,平放患肢,避免患肢按摩或热敷,配合医师做好切开减压的准备。

(3)感染:观察创面、骨牵引或外固定支架针孔有无红肿热痛、渗液、发热。及时换药,每天给予75％乙醇消毒外固定支架针孔。遵医嘱抗感染治疗。

(4)深静脉血栓形成(DVT):多发于下肢。观察下肢有无疼痛、肿胀、静脉扩张、腓肠肌压痛。加强小腿肌肉静态收缩和踝关节的活动、理疗,行预防性抗凝治疗。血栓形成后,避免患肢活动,忌做按摩、理疗等,按医嘱给予抗凝溶栓治疗。

6.功能锻炼:鼓励患者尽早进行伤肢的功能锻炼,防止关节僵硬及肌肉失用性萎缩。遵循循序渐进的原则,活动范围从小到大,次数由少到多,时间由短至长,强度由弱至强,与患者共同制订锻炼计划。

【护理评价】

1.心理焦虑、恐惧程度是否得到改善。

2.四肢活动障碍程度有无减轻。

3.有无发生呼吸系统、泌尿系统感染。

4.有无发生皮肤完整性受损。

5.有无发生废用综合征。

6.肢体感觉、运动有无恢复。

7.是否了解有关并发症的预防及功能锻炼的相关知识。

【健康教育】

1.保证充足营养摄入,满足机体康复需要。

2.注意加强功能锻炼,有计划的锻炼肢体关节肌肉功能,减少并发症。

3.外固定时间:成人上肢骨折固定4～6周,下肢骨折固定6～8周。

4.定期复查。

5.劝导戒烟。

6.介绍药物的名称、剂量、用法、作用和副作用。

第四节　颈椎病

颈椎病是指颈椎间盘退行性变、老化及继发性椎间关节退行性变所致颈髓、神经根、椎动脉或交感神经受到刺激、压迫而表现的相应症状及体征的疾病。根据受压组织不同分为神经根型、脊髓型、交感神经型、椎动脉型及混合型颈椎病。好发部位依次为颈5～6、颈4～5、颈6～7。常见于中年以上人群。

【护理评估】

(一)术前评估

1.健康史:术前需要详细了解患者的健康史、起病年龄和病情的进展情况。

2.颈部疼痛的性质、部位及范围。

3.有无椎动脉和神经受压的相关伴发症状,如头痛、眩晕、视觉障碍、嗜睡和精神改变、吞咽困难、肢体萎缩、肢体瘫痪、大小便功能障碍等。

4.如合并脊髓损伤,需了解其损伤程度。

5.各项检查及化验结果:术前常规检查,颈椎 CT、MRI 等。

6.患者心理状态及对手术的认知程度。

(二)术后评估

1.麻醉、手术方式,术中出血、补液情况。

2.生命体征,呼吸型态,血氧饱和度。

3.肢体运动、感觉恢复情况。

4.颈领、颈托等支具应用情况或枕颌带、颅骨牵引情况。

5.伤口愈合、引流管情况。

6.有无并发症发生:肺栓塞、下肢深静脉血栓形成、脊髓神经损伤、脑脊液漏、切口感染、肺部感染、泌尿系感染、内固定松动、移植骨块脱落。

7.实验室检查结果及术后影像学资料。

【护理问题】

①呼吸困难;②疼痛;③有窒息的危险;④有出血的危险;⑤躯体移动障碍;⑥健康知识缺乏。

【护理措施】

(一)术前护理

1.心理护理:多与患者交流,让患者及家属了解术后恢复的有关注意事项,如恢复时间、康复锻炼等,消除恐惧心理,增强战胜疾病的信心。

2.保守治疗:适用于神经根型、交感型颈椎病。

(1)头部牵引:可用枕颌带坐位或卧位牵引,每天 1～2 次,每次 20～30 分钟,连续牵引 3 个月后休息 2 周。脊髓型颈椎病不宜进行。

（2）理疗、按摩：可与牵引配合治疗。

（3）局部制动：可用颈领或支具制动。

（4）药物治疗：疼痛明显时可应用消炎镇痛剂或舒筋活血药物。疼痛好转后逐渐做颈部各方向活动（颈部米字运动）。

3.术前准备

（1）手术前特殊训练：

①床上肢体功能锻炼，主要为上、下肢的屈伸。

②床上大、小便训练。指导患者深呼吸和有效咳嗽。

③体位训练：如为前路手术，术前 3～5 天指导患者用手自右向左牵拉气管、食管，以便能耐受手术的牵拉刺激。如为后路手术，术前 3～5 天指导患者练习俯卧位。

（2）术前做好皮肤准备，各种常规检查，交叉配血、备血。

（3）物品准备：术前两天为患者准备型号合适的颈领或颈托，检查颈托是否合体，对软组织有无卡压，固定是否牢固。

（二）术后护理

1.准备床单位：铺麻醉床，备氧气、心电监护仪、负压吸引吸痰装置，床边备气管切开包、急救物品及药品。

2.密切观察病情变化：详细记录血压、脉搏、呼吸、血氧饱和度。每小时测尿量 1 次，根据血压随时调节输液速度。重点观察呼吸的节律、频率、深浅、有无缺氧的表现。

3.保持呼吸道通畅：一旦出现呼吸困难、面部青紫，应立即通知医师，做好气管切开或再次手术准备。鼓励患者深呼吸及咳嗽，雾化吸入 2～3 次/d，以利痰液排出。

4.观察伤口渗血、渗液、肿胀等情况，注意颈部有无增粗，发音是否改变。保持引流通畅，记录引流液的性质和量。

5.观察吞咽与进食情况，尤其在术后 24～48 小时，并注意有无腹胀。

6.观察四肢感觉及运动功能。

7.颈部围领制动

（1）检查颈领或颈托是否合体，对软组织有无卡压，对皮肤有无摩擦，固定带是否牢固。

（2）检查位置是否正确，松紧是否合适。

（3）保持颈部皮肤清洁、干燥。

（4）侧卧时，垫高头部，高度与肩同宽，使头、颈、躯干保持一直线。

（5）平卧时垫高头部 2～3cm，使头、颈、躯干保持一直线。意识清醒的患者可打开颈托，颈部两侧用沙袋固定。

8.并发症的观察与处理

（1）喉头水肿、血肿、肺不张、窒息：观察呼吸音、呼吸频率节律、咳嗽咳痰、氧饱和度情况；观察有无气管移位，有无误吸及痰液堵塞，观察伤口引流是否通畅，有无形成切口皮下血肿。颈椎前路手术者如出现呼吸困难，颈部增粗，提示为深部血肿压迫气管所致，应立即通知医师，床旁剪开缝线，放开积血；颈椎后路手术者，如出现呼吸困难，提示为局部血肿或水肿压迫所致,应立即通知医师,准备气管插管。对不伴有颈部肿胀的呼吸困难,多系喉头水肿所致,应立即通知医师,准备气管切开。

(2)脊髓神经损伤:观察感觉、活动情况。与术前比较如发现异常,及时汇报医师。

(3)脑脊液漏:观察伤口引流的量、颜色、性质,如量多、色淡或停引流管后切口渗液多、色淡,应及时通知医师,抬高床头,引流管暂不用负压,及时更换敷料,预防颅内感染。

9.给予合理卧位:前路手术后患者可枕薄枕使颈部呈轻度屈曲位;后路手术后需去枕平卧位或枕薄棉垫。术后一般先平卧两小时,然后每两小时轴线翻身一次,搬动患者或翻身时,保持颈部中立位,由专人保护头颈部,避免颈部扭曲或过伸,防止植骨块脱落。

10.加强饮食护理:术后第一天进食流质或半流质,一天后视病情进普食,进高热量、高蛋白、高维生素、易消化饮食。评估患者的排便习惯及目前的排便情况,消除患者的心理顾虑,宣教便秘防治的相关知识,保持大便通畅。

11.指导功能锻炼:术后第 1 日始进行股四头肌收缩、踝关节活动,包括小关节活动,如握拳、足趾背伸等。第 2～3 日加强肌力练习,上肢以抓拿为主,下肢以屈伸为主,逐渐进行恢复生活自理能力的训练。

12.卧床期间协助患者做好生活护理,在病情允许的情况下鼓励患者最大程度的自理。

【护理评价】

1.心理焦虑、恐惧程度是否得到改善,能否配合医护进行术后康复锻炼。

2.四肢活动、感觉障碍程度是否减轻,疼痛是否减轻。

3.有无发生术后并发症或得到及时治疗。

4.是否能最大程度的进行生活自理。

5.患者及家属能否掌握本病预防和康复的相关知识。

【健康教育】

1.出院后继续使用颈领 3 个月。逐步解除颈围固定,先是在睡眠时去除,适应一段时间后再间断使用,直至颈领完全解除。

2.选择合适的枕头和睡眠姿势对颈椎病患者很重要,枕头的长度为 40～60cm 或超过肩宽 10～16cm,高度为 10～12cm,以中间低、两端高为宜。定期改变头颈部体位。

3.养成良好的工作和学习习惯,不要长期低头工作,不要躺在床上看书。秋冬季节应注意保暖,避免各种诱发因素。

4.定期复查。

第五节　腰椎间盘突出症

腰椎间盘突出症是因腰椎间盘变性、纤维环破坏,髓核突出刺激或压迫神经根、马尾神经所表现的一种综合征。以腰 4～5、腰 5～骶 1 多发。临床表现多样化,腰痛最常见,可有坐骨神经痛、马尾神经受压导致的大小便功能障碍等,病程较长。可采用保守治疗或腰椎间盘髓核摘除术。

【护理评估】

（一）非手术治疗评估

1.健康史：询问职业、有无先天性椎间盘疾病；有无诱发因素，起病年龄和病情的进展情况。

2.身体状况：疼痛的性质、部位及范围。下肢感觉、运动、肌力及反射情况。

3.会阴感觉、大小便控制力改变及性功能改变情况。

4.各项检查及化验结果：术前常规检查，腰部 X 线、CT、MRI。

5.心理及社会支持状况。

（二）术后评估

1.麻醉、手术方式，术中出血、输血情况。

2.生命体征，意识，血氧饱和度。

3.双下肢活动、感觉情况，肌力及各种反射情况，并与术前进行比较。

4.会阴感觉、大小便控制力改变及性功能改变情况，并与术前进行比较。

5.切口愈合情况，引流管固定及通畅度，引流物性状和量。

6.术后并发症的观察及处理：神经损伤、脑脊液漏、感染、神经根粘连、长期卧床出现的并发症、下肢挛缩畸形等。

【护理问题】

①疼痛；②有出血的危险；③躯体移动障碍；④感觉异常；⑤健康知识缺乏。

【护理措施】

（一）非手术治疗护理

1.绝对卧硬板床休息，抬高床头 20°，膝关节屈曲以放松背部肌肉。局部热敷、理疗。卧床 3 周后可戴腰围下床活动。

2.行骨盆牵引治疗时，牵引重量为 7～15kg，经常检查牵引带压迫部位的皮肤有无疼痛、发红、破损、压疮等。做好基础护理，协助患者床上大小便。牵引 3 周，每天 1～2 次。

3.遵医嘱合理应用镇痛剂，保证充足的休息及睡眠时间。观察及记录用药的效果。

4.指导患者采取正确的方法起床：抬高床头，患者先移向床的一侧，将腿放于床的一侧，胳膊将身体撑起，移坐在床的一侧，将脚放在地上，利用腿部肌肉收缩使身体由坐位改为站立位。躺下时顺序相反。

5.指导患者进行腰背肌的功能锻炼。避免做弯腰、长期站立、上举重物等动作。

6.作好术前准备和术前指导，作好术前常规检查。

（1）床上练习大、小便。

（2）能掌握轴线翻身动作及功能锻炼的方法。

（3）腰椎前路手术患者术前晚灌肠。

（4）呼吸道准备：指导深呼吸及有效咳嗽，吸烟者劝其戒烟。

（二）术后护理

1.体位：术后 24 小时内以平卧位为主，压迫伤口止血。每 2～4 小时给患者轴线翻身 1 次,保持脊柱平直,对受压部位进行适当的按摩,防止压疮。持续卧床 1～3 周。

2.生命体征观察:加强心电监护,观察生命体征变化。特别注意保持呼吸道通畅。

3.观察病情变化

(1)观察患者下肢皮肤的颜色、温度和感觉及运动恢复情况。

(2)引流液的颜色、性质和量。注意有无脑脊液漏出,是否有活动性出血。出现异常及时报告医师处理。引流管一般于术后 24～48 小时拔除。

(3)观察手术切口敷料有无渗出,渗出液的量、颜色、性质。及时更换敷料,防止感染。

4.并发症的预防及护理

(1)椎间隙感染是手术的严重并发症,应遵医嘱使用抗生素治疗,以控制感染。

(2)常见并发症为肌肉萎缩和神经根粘连。手术后即开始进行腰肌、臀肌的锻炼,防止肌肉萎缩。指导患者做直腿抬高训练,防止神经根粘连。

(3)注意切口血肿及腹膜后大血管或脏器损伤。

(4)脑脊液漏:观察伤口引流或渗液的量、色、性质。若引流液或渗出液较多、色淡,应及时通知医师。预防颅内感染。多饮水、静脉补液以缓解低颅压造成的各种症状。应及时通知医师,如疑为脑脊液漏,应为患者采取头低脚高位,抬高床头,引流暂不用负压,及时更换敷料,预防颅内感染。

(5)肺栓塞:典型表现为咳嗽、胸痛、呼吸困难、低氧血症、意识改变。预防:抬高患肢,预防感染和防治休克。治疗:呼吸支持疗法、头部降温、脱水疗法、镇静剂、抗凝,严格控制晶体液量,加强抗感染。

5.功能锻炼:术后早期进行四肢活动,直腿抬高。术后 1 周开始进行腰背肌锻炼。

【护理评价】

1.心理焦虑、恐惧程度是否得到改善。

2.疼痛是否减轻或消失。

3.四肢活动、感觉障碍程度是否减轻。

4.未发生呼吸系统、泌尿系统感染等并发症。

5.患者能否了解术后功能锻炼注意事项及正确的坐、卧、立、行、劳动姿势。

【健康教育】

1.指导患者了解腰椎间盘突出症的防治知识。经常变换体位,学会正确的坐、卧、立、行、劳动姿势。腰部劳动强度大的人员应佩戴宽腰带起到保护作用。

2.向患者讲解废用综合征的后果,使患者认识"动"与"静","练"与"养"的关系,合理地进行功能锻炼。

3.除了对职业病加强预防以外,还要注意防止身体肥胖,减轻腰椎负担。

4.夏天应注意合理使用冷风,切忌空调的冷风正对着腰部及后背吹送。

5.加强自我调整,保持情绪稳定,精神愉快。

6.调理饮食,增强机体抵抗力。

7.卧硬板床,行走时佩戴支具,继续进行腰背肌锻炼。

8.半年内不可提重物,弯腰动作应慢。

第六节　股骨头坏死

股骨头坏死也称为股骨头缺血性坏死或股骨头无菌性坏死,是多种原因引起的股骨头区缺血、细胞坏死,进而出现骨结构和力学功能改变,在负重区出现软骨下骨折、股骨头塌陷,最终导致严重的关节炎,引起髋关节疼痛和功能障碍的疾病。

【护理评估】

(一)术前评估

1.生命体征评估。

2.有无激素应用史、酗酒史及外伤史。

3.疼痛的部位、程度。

4.有无功能障碍及程度。

5.用药及过敏史。

6.影像学检查结果。

7.心理及社会支持状况。

(二)术后评估

1.生命体征评估。

2.伤口有无出血、渗血。

3.患肢血运、活动度及感觉。

4.疼痛评估。

5.患肢功能康复情况。

【护理问题】

①疼痛;②躯体移动障碍;③生活自理能力缺陷;④焦虑;⑤健康知识缺乏。

【护理措施】

(一)术前护理

1.多与患者及家属沟通,减轻其焦虑情绪,手术成功的患者通过现身说法,帮助患者恢复自信,鼓励患者进行力所能及的活动。

2.协助患者完成生活护理,做好皮肤护理等。

3.术前7日停用阿司匹林及其他非甾体抗炎药物。

4.抽自体血400~800ml备用。行髋关节X线片,或骨扫描(CT)、磁共振(MRI)等。

5.术前1日备好手术区皮肤,并用肥皂彻底清洗(包括会阴部)。脚气患者用碘伏消毒。

6.术前教会患者深呼吸、有效咳嗽及床上大小便。

7.术前1日晚灌肠,睡眠不佳者遵医嘱给予镇静剂睡前口服。

8.术前禁食8小时、禁饮4小时。

（二）术后护理

1.严密监测生命体征及伤口局部有无渗血、渗液,如渗血较多要及时更换敷料。

2.术后即刻抽血检测血常规,根据病情回输术前自备血。

3.保持伤口负压引流管通畅,注意观察引流液的性质和量。术后8小时内关节腔内的引流血,可通过自体血回输器的处理再回输给患者。注意严格无菌操作。

4.术后遵医嘱应用抗生素3～5天,预防感染。

5.患肢保持外展中立位,防止内旋或外旋,必要时穿防外旋鞋。后入路手术患者,向健侧卧位时双腿间应夹一软枕。定时翻身、叩背,预防压疮及坠积性肺炎的发生。

6.术后3天内给予清淡易消化饮食,3天后给予高热量、高蛋白、高维生素、粗纤维的饮食,促进伤口愈合,防止便秘。

7.缓解疼痛,遵医嘱及时给予止痛剂。

8.指导帮助患者进行功能锻炼

（1）踝泵运动。

（2）股四头肌锻炼。

（3）臀大肌锻炼:夹臀和压大软枕。

（4）屈伸髋关节练习。

（5）外展肌和内收肌锻炼。

（6）臀中肌锻炼:侧方抬腿。

【护理评价】

1.疼痛是否减轻或消失。

2.关节功能恢复是否良好。

3.能进行全部或部分生活自理。

4.焦虑情绪是否缓解或消失。

【健康教育】

1.髋关节屈曲不要超过90°。

2.不要交叉双腿,不要盘腿(前入路手术)。

3.脚尖不要过度内旋。

4.不要坐过矮的凳子。

5.向健侧卧时两腿间夹一软枕。

6.2～3个月扶拐行走。

7.术后1个月、3个月、半年、1年复查。

第七节　股骨颈骨折

股骨颈骨折是指股骨颈与基底部之间的骨折。多发生于中、老年人,与骨质疏松有关。伤后局部压痛,下肢呈屈曲、内收、外旋和缩短畸形。可行牵引、内固定术或人工股骨头置换、全髋关节置换术。

【护理评估】

(一)术前评估

1.生命体征评估,外伤史及有无其他部位合并伤。

2.疼痛的程度,患肢局部体征。

3.皮肤是否完整。

4.有无功能障碍及程度。

5.影像学检查结果。

6.心理及社会支持状况。

(二)术后评估

1.生命体征评估。

2.伤口有无出血、渗血。

3.患肢血运、活动度及感觉。

4.疼痛评估。

5.患肢功能康复情况。

【护理问题】

①疼痛;②焦虑、恐惧;③便秘;④潜在并发症:感染、压疮;⑤健康知识缺乏。

【护理措施】

同"股骨头坏死"护理措施。

【护理评价】

1.疼痛是否缓解。

2.焦虑、恐惧是否减轻或消失。

3.皮肤是否完整,有无压疮发生。

4.患肢功能是否改善。

【健康教育】

1.注意休息,避免劳累。

2.患肢部分负重行走。

3.继续行功能锻炼。

4.抗骨质疏松治疗。

5.术后1个月、3个月、半年、1年复查,以后每年复查1次。

第八节　人工髋关节置换术

人工髋关节是用对人体无毒的金属(钴铬合金或钛合金)及超高分子聚乙烯(塑料)或陶瓷

制造而成的,它是根据人体关节的解剖特点,仿照关节的功能设计制造,置入到人体内,起到原来髋关节的作用。人工髋关节置换(THA)的目的是缓解疼痛,矫正畸形,重建一个稳定的关节,并恢复和改善关节的运动功能。

【适应证】

1.退行性关节病包括原发性骨性关节炎(又称老年性关节炎或增生性关节炎)、创伤性关节炎或各种继发性骨性关节炎。

2.以类风湿性关节炎为代表的关节炎性病变,包括类风湿性关节炎、强直性脊柱炎等。

3.结构异常,如先天性髋关节发育不良、先天性髋关节脱位,并有明显的骨性关节炎,活动受限,疼痛加剧,行走困难。

4.各种原因所致的缺血性骨坏死:股骨头无菌坏死、其他如系统性红斑狼疮长期大量服用激素引起的骨坏死等。

5.股骨颈或股骨头骨折(年龄在65岁以上,估计愈合困难和有股骨头坏死的可能)、陈旧性股骨颈骨折等。

【禁忌证】

(一)绝对禁忌证

1.感染性关节炎。

2.局部和全身活动性感染:呼吸道感染、泌尿道感染等;局部皮疹、疖肿等。

(二)相对禁忌证

有可能增加围术期严重并发症的情况:骨质疏松、过度肥胖等。

【手术指征】

1.严重的髋关节疼痛。

2.难以进行日常活动。

3.保守治疗无效。

4.X线片异常。

【护理评估】

(一)术前评估

1.生命体征评估。

2.有无激素应用史、酗酒史及外伤史。

3.疼痛的部位、程度。

4.有无功能障碍及程度。

5.用药及过敏史。

6.影像学检查结果。

7.心理及社会支持状况。

(二)术后评估

1.生命体征评估。

2.伤口有无出血、渗血。

3.患肢血运、活动度及感觉。

4.疼痛评估。

5.患肢功能康复情况。

【护理问题】

①疼痛:关节痛;②躯体活动障碍;③生活自理能力缺陷;④焦虑;⑤健康知识缺乏。

【护理措施】

(一)术前护理

1.充分做好患者的心理护理,耐心地向患者介绍手术的必要性及手术的大致过程。介绍手术成功的病例,必要时可安排曾接受过同样手术并已痊愈的患者与他们见面,消除患者紧张焦虑心理,使患者积极配合手术。

2.做好一些必要的检查:胸部 X 线片、心电图、实验室检查等。关节外科准备:髋关节 X线片。其他特殊检查:骨扫描(CT)、磁共振(MRI)、关节穿刺等。

3.术前 7 日停用阿司匹林及其他非甾体抗炎药物。

4.抽自体血备用,根据患者情况,一般在术前一周抽血 1～2 次,每次 200～400ml。抽血前嘱患者口服盐水 500～1000ml,30 分钟左右采血。

5.术前如有呼吸道感染、泌尿道感染、皮疹、溃疡及女患者月经来潮等,应及时通知医师延期手术。

6.皮肤准备:术前 1 日彻底清洗手术区皮肤(包括会阴部),必要时碘伏消毒。

7.术前教会患者深呼吸、有效咳嗽及床上大小便。

8.术前 1 日晚灌肠,睡眠不佳者遵医嘱给予镇静剂睡前口服。

9.遵医嘱术前禁食 8 小时、禁饮 4 小时。

(二)术后护理

1.严密观察患者全身情况及局部有无渗血、渗液,如渗血较多要及时更换敷料。

2.术后即刻抽血检测血常规,根据病情回输术前自备血。

3.保持伤口负压引流管通畅,注意观察引流液的性质和量,一般每日引流量不超过500ml。术后 8 小时内关节腔内的引流血可通过自体血回输器的处理再回输给患者。术后 24小时或 8 小时引流血＜50ml 时可拔除引流管。注意严格无菌操作,术后应用抗生素 3～5 天,预防感染。

4.前入路手术患肢保持外展中立位,防止外旋,必要时穿防外旋鞋,嘱患者不要将两膝交叉外旋放置(盘腿),以避免髋关节过度外旋,造成关节脱位。后入路手术,避免髋关节过度内收、内旋,侧卧位时双腿间应夹一软枕。

5.定时翻身,避免局部长期受压,搬动时须将髋关节及患肢整个托起。保持床铺干燥,必要时放置气圈和海绵垫,预防发生压疮。

6.抬高患肢,注意观察患肢远端血运。术后持续皮肤牵引者,保持有效牵引。

7.注意观察并发症:神经损伤(坐骨神经、腓总神经最易损伤)、脱位半脱位、血肿、下肢静脉血栓形成、感染等。

8.给予高热量、高蛋白、高维生素、粗纤维的饮食,促进伤口愈合,防止便秘。

9.指导帮助患者进行功能锻炼:手术后,要按照医师的要求进行康复锻炼。

功能锻炼的原则:早期开始、循序渐进、被动加主动、等长加等张,并要求在无痛下进行。一般患者麻醉苏醒6小时后可以半坐位,鼓励患者多咳嗽,活动足踝关节。一般麻醉恢复后即可开始功能锻炼,2次/天,术后第1天可以扶拐下床活动。伤口疼痛时,可于锻炼前30分钟服用止痛剂。2～3个月可以去拐恢复正常行走。

功能锻炼的方法:

(1)踝泵运动。

(2)股四头肌锻炼。

(3)臀大肌锻炼:夹臀和压大软枕。

(4)屈伸髋关节练习。

(5)外展肌和内收肌:下肢外展、内收。

(6)臀中肌:侧方抬腿。

(7)术后第6天开始:站立位曲髋,抬腿,后伸。

【护理评价】

1.疼痛是否减轻。

2.关节功能是否改善。

3.生活自理能力是否提高。

4.焦虑情绪是否减轻或消失。

【健康教育】

1.三个月内髋关节屈曲不要超过90°,行走需扶拐。

2.不要交叉双腿,不要盘腿(前入路手术)。继续行髋关节功能锻炼。

3.脚尖不要过度内旋、外旋;不要坐过矮的凳子。

4.向健侧卧时两腿间夹一软枕。

5.术后1个月、3个月、半年、1年复查,以后每年复查1次。

参 考 文 献

[1] 华嘉增,朱丽萍.现代妇女保健学[M].上海:复旦大学出版社.2011.

[2] 王临虹,赵更力.妇女保健学[M].北京:北京大学医学出版社.2008.

[3] 黎海芪.实用儿童保健学[M].北京:人民卫生出版社.2016.

[4] 姚蕴伍.现代护理学新编[M].杭州:杭州大学出版社.2011.

[5] 贺爱兰,张明学.实用专科护士丛书骨科分册[M].长沙:湖南科学技术出版社.2004.

[6] 黄醒华,王临虹.实用妇女保健学[M].北京:中国协和医科大学出版社.2006.

[7] 何国平,喻坚.实用护理学(上、下)[M].北京:人民卫生出版社.2002.

[8] 马鸿杰,刘梅.临床血液透析学[M].天津:天津科学技术出版社.2001.

[9] 曹伟新,李乐之.外科护理学(第 4 版)[M].北京:人民卫生出版社.2006.